江戸の少食思想に学ぶ

水野南北『修身録』解題

若井朝彦
Wakawi Tomohiko

小学館新書

はじめに——江戸随一の観相家が看破した少食の利

時は江戸時代、いまから二百年前のこと、頭は行者《ぎょうじゃ》か山伏《やまぶし》のような総髪、身に坊主のごとき袈裟《けさ》をまとい、さらに手に笏《しゃく》を持つ、なんとも怪しい風体《ふうてい》の男が、こんなことを世に向けて言い放ちました。

食の多少を以て富貴《ふうき》・貧賤《ひんせん》・寿夭《じゅよう》・窮楽《きうらく》・行末《ゆくすへ》の吉凶を知る事を弁《べん》ず

ためしに訳してみましょう。

「当人の食の多少を見定める。それさえすればその将来をはじめとして、富貴を得るのか貧賤に終わるのか、寿命はどうか、安楽な一生を送れるのかどうかなどはみな判《わか》るのだ。

これからその仔細《しさい》をここで述べよう」といった具合です。

この語を発したのは水野南北《みずのなんぼく》。その南北が著《あらわ》した『修身録《しゅうしんろく》』本文の冒頭に掲げられたものがこれでした。まことに奇天烈《きてれつ》と言うべき一句ですが、この新書はその思想世界に見える少食の理と、少食がもたらす開運の利を案内してゆきたいと存じます。

序章ではまず水野南北が『修身録』を世に出すまでを記します。

本編となる第一章では『修身録』の中に見える少食思想を芯に据えて読み、第二章では運気好転の実相について南北の言葉を聞きます。

これがこのあとの次第なのですが、それよりも、水野南北はまったく知らぬ人だ、そうおっしゃる方もきっと多いことでしょう。なにしろ歴史書どころか人名辞典などにもほとんど載せられては来なかった人ですから。

また『江戸の少食思想に学ぶ』というタイトルに、まず首を傾げる方もおられることかと思います。「江戸時代といえば、飢饉《ききん》や百姓一揆《いっき》や米屋の打ちこわしのはなしはよく聞くけれども、そんな時代にわざわざ少食を唱《とな》える人などあったのか」

この疑問ももっともだと言えます。ですからそのあたりもひとまとめにして、まずこの

「はじめに」では、すこし前座噺《ばなし》をさせていただくことにしましょう。

『修身録』が世に出た時代

ご承知のとおり、江戸時代といってもそれはじつに長くて、将軍で十五代の二百六十年余り。水野南北が『修身録』を完成させたのは、その終盤の文化《ぶんか》九年のことでした。この文化年間とは、西暦で一八〇四年から一八一八年とやや長く続いた元号ですから、このことからしても、やはりおだやかな時代だったと言えるのでしょう。

当時は、東北を襲った天明《てんめい》の大飢饉も過ぎ、風俗の上では町人も窮屈な思いをした松平《まつだいら》定信《さだのぶ》の寛政《かんせい》の改革も去ったあと。この文化年間と続く文政《ぶんせい》年間には大きな飢饉はなく、同じ江戸時代といってもいくぶん、いや、かなり自由の利く一時ではありました。よく火事と喧嘩の江戸といいますが、文化三年にあった大火も、明和の大火ほどひどいものではなかった。

こういった世情では、自然と食べ物の工夫も盛んになります。

江戸時代のはじめ、日本の多くは朝晩の二食でした。しかし京・大坂・江戸の三都では夜明けのあとの「朝」と日暮れごろの「晩」の間に中食《ちゅうしょく》の「昼」が入ってすでに三食。そしてご飯も白米が当然となっておりました。

とくに江戸は諸国の武士が集まるばかりでなく、物と一緒に商人も往き来しますから食の進化が早い。また江戸にさえ行けば食えるということで、諸国から若い男が流れこんできて、町人の暮らしに加わります。そういった者の多くは、日銭稼ぎの身働《みばたら》きです。

すると食事も三度だけでは済まず、間食《かんしょく》が欠かせない。ですからその江戸では、銭があればすぐに食い物が手に入るようになりました。店や屋台にかぎらず、行商が物売りの声とともに辻々をめぐる。魚、しじみ、豆腐、青菜などは言うに及ばず、居ながら「すし」「茶飯」「そば」「甘酒」「団子」。季節が移ればそのおりおりの果物も、なんでも口にできた。

こんな具合にさっと食うだけではつまらない。やがて料理に気取りというものが出るのも当然の成りゆきだったのでしょう。『豆腐百珍《ひゃくちん》』『卵百珍』といった「百珍もの」と呼ばれる料理本が好まれていたのもこのころのことですね。

庶民がこのように飲み食いを気楽にする一方で、料理が高額化しコース化しはじめます。寄合《よりあい》宴会が盛んになるにしたがって、いまにつながる会席料理の原形もできてくる。また大名どころか将軍も御成《おな》りするといった店もあって、その筆頭が江戸の八百善《やおぜん》。本店は浅草《あさくさ》の北っ側の山谷《さんや》にありました。その奥には吉原《よしわら》。隅田《すみだ》を渡れば向島《むこうじま》です。

その八百善の四代目善四郎《ぜんしろう》は『江戸流行料理通』という大冊を残していますが、挿絵《さしえ》も多く、これは当時の美意識に貫かれているものです。料理ひとつひとつがまさに宝玉のように扱われていて、製法も各々惜《おのおのお》しまずに公開しているけれどもそれは「八百善を真似られるものなら、やってみなさい」と言わんばかりのものです。

美食肉食と少食粗食

さて、江戸っ子の初物好き、とくに初鰹《はつがつお》の高値はよく知られていますが、そんな走りものばかりでなく、味の開拓が盛んになるのも時勢だったのでしょう。獣《けもの》の肉が珍重されるようになる。表向きはいけないとされているので、山クジラなどという海に掛けた符牒《ふちょう》を使うなどして商われるのですが、上方《かみがた》や江戸の街でも容易に口に入るようになります。

またこのころには、上方は薄口醤油とお酒で、江戸は濃口醤油と味醂《みりん》砂糖でという、その土地の暮らしと素材と水に沿った味付けも定まってきます。明治以前にも、食はここまで現代に近づいていたのです。これは物にもこころにもゆとりのあってのことでしょう。芝居や遊楽、ほとんど賭博の影富《かげとみ》、また一方で出版もじつに盛んになっておりました。

美食肉食の一方で、少食粗食をモットーとする『修身録』が出版されたのは、まったくこういう時代だったのでした。水野南北はこの時およそ五十歳です。

ではこの南北はそれまでいったい何をしてきた男なのか。その詳しくは序章にゆずりますが、生まれは大坂の職人の子であったらしく、しかし若い時分は無学無頼《ぶらい》で、ところがある出会いから、その当時にも根強い人気のあった観相《かんそう》の術と法に目覚めて改心をする。そののち世に出て、身辺には門人も集まり、やがてその数全国に千人を数えます。その優れた者は分家もし、また破門される者も出るなどといった、なかなかにぎやかな師弟の一群ですが、南北わずか三十のころには、その名声はすでに江戸にも轟《とどろ》いておりました。

当時、食にまつわる書籍が好まれていたように、江戸では観相の書もまた人気が高く、この南北が自著を出版するとそれ以後、他の観相書を完全に圧倒してしまいます。

「悪に強いは善にも強い」といいますが、もとが無頼の南北は、自分の相法《そうほう》になかなか満足をしない。また観相を単なる当て事にはしない。観相でもって人の開運を願う。観相をなりわいにとどめることなく、みずからの道とします。

するとと目に見える顔の相だけでなく、それ以上のものに気づく。これこそが食だったのですが、この覚りの結果、南北は『修身録』を著し、観相というものを止めてしまう。しかし南北にとって少食粗食の理、そして利は、それほど大切な、不思議なものだった。

その食の不思議に、いまもむかしもありません。

令和の日本でも、ファスティング、オートファジー、またチートデイ設定、間食による血糖の安定、一日一食法など、少食をめぐる議論は盛んですね。しかしそのすべてを包みこむようにして、その上にも開運を説いたのが江戸時代文化文政の人、水野南北でした。

たしかに南北説を、そのまますべて現代に適応させようとしたのでは、かならず無理が出る。しかし『修身録』には数多《あまた》のヒントがあります。食を通じた深い思想があります。そして力強い箴言《しんげん》に満ちています。この新書では、このあと紙幅の許す限り、『修身録』の中にこれを発見して参りたいと存じます。

目次

【編集部より】

本書に掲載した『修身録』は、主に全一巻本の『南北相法修身録』を底本として用い、部分的に全四巻本の『相法修身録』によって補いました。その詳細は巻末「関係書誌」をご覧ください。引用文に「南北相法修身録・二から四」などとあるのは、筆者の附した節番号です。なお『南北相法修身録』の掲載に際しては、原文と現代語訳を並べていますが、他の江戸時代の文献については、短いもの、口語体によるものを除いて、現代語訳を通例としています。

本書に掲載した引用文や史料は、読みやすさを考慮して、かな・漢字とも現在通常の字体を用いています。かな遣いについては、原典のままとしました。改行または読点などは付加しています。なお、振りがなは原典表記を尊重しつつ、省略や付けなおし、また推定による付加がありますが、これも読みやすさを考慮してのものです。

さらに、引用文中には一部、現代から見て差別的な表記・表現が含まれていますが、発表された当時の社会状況や歴史的背景を踏まえた上で、文章を正確かつ客観的に伝えることを意図して、改変せずにそのまま残しました。差別を容認・助長する意図はありません。

また、本書に掲載された水野南北による食や健康に関する意見・判断・見解の中には、現代の観点からすると全面的に首肯できないと思われる内容も含まれています。それらも原典に忠実に引用・紹介しますが、食や健康には個人差があり、必ずしもそれらを推奨するものではありません。

序章

知られざる異才・水野南北

幼名は熊太郎

水野南北の生まれは大坂。米相場で名高い堂島《どうじま》からもほど遠からぬ、阿波座《あわざ》であったと伝わります。この地名はいまも同じですね。地下鉄の駅名にもなっています。

幼名は熊太郎だったと当の南北が述懐しています。また熊吉だったという説もありますから、きっとクマと呼ばれていたのでしょう。

生年は宝暦《ほうれき》年間、さらにくわしくは宝暦十年、西暦でいうと一七六〇年前後らしいということまではわかっています。

ちなみに同世代の有名どころを挙げましょう。『東海道四谷《よつや》怪談』の大南北《だいなんぼく》こと四代目鶴屋《つるや》南北が宝暦五年生。徳川吉宗《とくがわよしむね》の孫にあたる松平越中守《えっちゅうのかみ》定信が宝暦八年生。通称で言うところの「赤富士」などが名高い『富嶽《ふがく》三十六景』また『北斎《ほくさい》漫画』の葛飾《かつしか》北斎が宝暦十年生。「我と来て遊べや親のない雀」の小林一茶《こばやしいっさ》が宝暦十三年生。

つけくわえますと、ナポレオンが一七六九年生、ベートーフェンが一七七〇年生、フランス革命の発端が一七八九年といった西欧の事情もいくらか参考になるかもしれません。

さてこの水野南北の生年が判然としないのはこういうことです。のちに南北は、出版のたびに、その時々の年齢を自序などに記すのですが、これがまったく一定していない。そういった年齢情報の諸説から逆算しますと、その生年が宝暦五年（一七五五年）から宝暦十三年（一七六三年）の間にばらけてしまうのですね。

たとえば寛政の改革の松平定信が、自伝として残した『宇下人言《うげのひとごと》』の冒頭にすんなりと「宝暦八年」「十二月廿七日《にじふしち》生《うま》る」と確定的に記したのとは全然ちがう。この差が、世間で言うところの、生まれの差というものなのでしょう。

当時は、生まれた月日はもとより、自分の年齢をはっきりと知らぬ人は多かったということもありますが、南北は貧窮の育ちでした。したがって読み書きも十分ではない。両親もそうだったのでしょう。その両親が子供の生まれ年について、いちいち細かいことなど気にしていなかったということもあるのでしょうし、またこの自分の生まれをよく知らぬということが、幼い熊太郎の生まれと育ちを伝えているようにも感じます。南北は能弁の人でしたが、家族のこととなると、なんとも言葉すくなの人でした。

さて、その熊太郎ですが、職分はおそらく鍵の鍛冶《かじ》ではなかったかと思います。本人によると、その姓にあたるものは鍵屋であったと言う。鍵屋の熊太郎です。大坂の湾口に近く、諸国より海路の物産も運びこまれてくる阿波座に生まれた南北でしたが、職分は商人ではなく、職人であったのでしょう。

しかしこの鍵屋の鍵が、家業の鍵なのか、それとも奉公の先を示しているのかまでは、わからない。そんなことよりも、のちに南北と名乗るこの熊太郎は、ろくろく働いてはいないのでした。

受け太刀の跡

この新書の筆者であるわたしが、その主人公を悪《あ》しざまに言うのはなかなか気が引けますが、本人が言っているのですからかまわないでしょう。そのころの南北はいわば無頼の者でありました。

また南北の門人も、その先生たる南北の著書にわざわざこう附記しています。南北先生には両肘《ひじ》に受《う》け太刀《だち》の跡があるのだと。片肘ではなくて両肘ですよ。軽くかわしたというのではない。いったいどんな経緯《いきさつ》の末に、相手が刀を抜き、それを南北がどうやって受けたのかは知れませんが、これがケンカか諍《いさか》いの跡でなくてなんでしょうか。

なにゆえか荒れてしまった南北。このさまをある人相観《にんそうみ》の男が、どこからかよく見ておりました。人相観というものは、当人がすることの背景を知ろうとする。資質を測る。将来を考える。そしてこの南北には見どころがあると観じたのでしょう。なにかのきっかけに、この無頼の若者に声をかけます。

そしてその観相を基に、南北に順々と意見をし、道を諭《さと》すのですが、南北はこれにすっかり服してしまう。きっと見透かされてしまったということなのでしょう。この人相観の説得に、南北も自分というものが見えてきた。

人が変わる、というのはこういったことを言うのかもしれません。南北はすぐさまこの人相観を師とします。しかしこの男は観相をなりわいとしていたのではなく、本当は真言の僧でありました。その名を海常《かいじょう》と言います。そしてすかさず南北は、この海常から観相の法を授かるのですね。

南北の述懐によると、その伝授は「わづかに三日」。そしてその後の南北は、師からは離れ、旅をしつつ果てない観相修行に明け暮れます。それはおそらく、二十にはならぬ頃のことでした。

　さてこのたった三日が、南北のその後を決めるわけですが、そんな一生を決めてしまうような法が、たった三日で習えるものなのか、そう訝《いぶか》しむ方もおられるのではないかと思います。まことにもっともな疑いだとは言えますが、しかしわたしは、この三日に嘘はないと見ます。

　海常という人がいて、その海常が僧であったということについては、南北の証言以外に現在のところ何も見つけ出せないのですが、海常はやはり実在し、そして真言の僧であったことはたしかなことでしょう。

　といいますのも、真言密教のお寺には曼荼羅《まんだら》というものがある。それは金剛界《こんごうかい》曼荼羅、胎蔵界《たいぞうかい》曼荼羅として知られていますね。どんな微小の部分も大宇宙と関わっており、宇宙もまた微小に通じる。その認識のあらわれとしての曼荼羅。つまり曼荼羅は宇宙の「顔」だといってもよい。

　そして観相の法にとって人の顔とは、その人の過去現在未来のすべてを映す曼荼羅でもある。このように人の顔と曼荼羅という顔とは通じているものです。それどころか胎蔵界曼荼羅のシンボルと、観相のシンボルは、まったく同じものも使われている。

しかしこれは観相の法が、密教からシンボルを借用してきたのではありません。もともと観相の根本にある思想は、インドよりももっと西のオリエントで生まれたものでした。それがインドに到達すると、そこで密教の曼荼羅にも影響を与えつつ育ち、やがて両者は中国に届く。ですから観相の法は、日本にも密教とほぼ同時期に伝わっていたのです。

つまり密教を修めて曼荼羅を知る僧が、他方で観相に通じていたとしても、これはすこしもおかしいことではない。むしろその方が自然であった。またそうやって日本に渡って来た観相の法は、平安期の在りさまを写した今昔《こんじゃく》物語の中に、登照《しょうしょう》という僧の逸話《いつわ》として実際に伝わっているのです。

名人観相師水野南北

観相を身につけるにはもちろん年月が必要となる。しかし観相の法にはそもそも体系というものがあって、そしてその骨格は密教の思想のひとつと相似である。この事情を海常は知悉《ちしつ》把握していたのでしょう。その上で南北の資質と将来を見抜いて、その相法の骨格

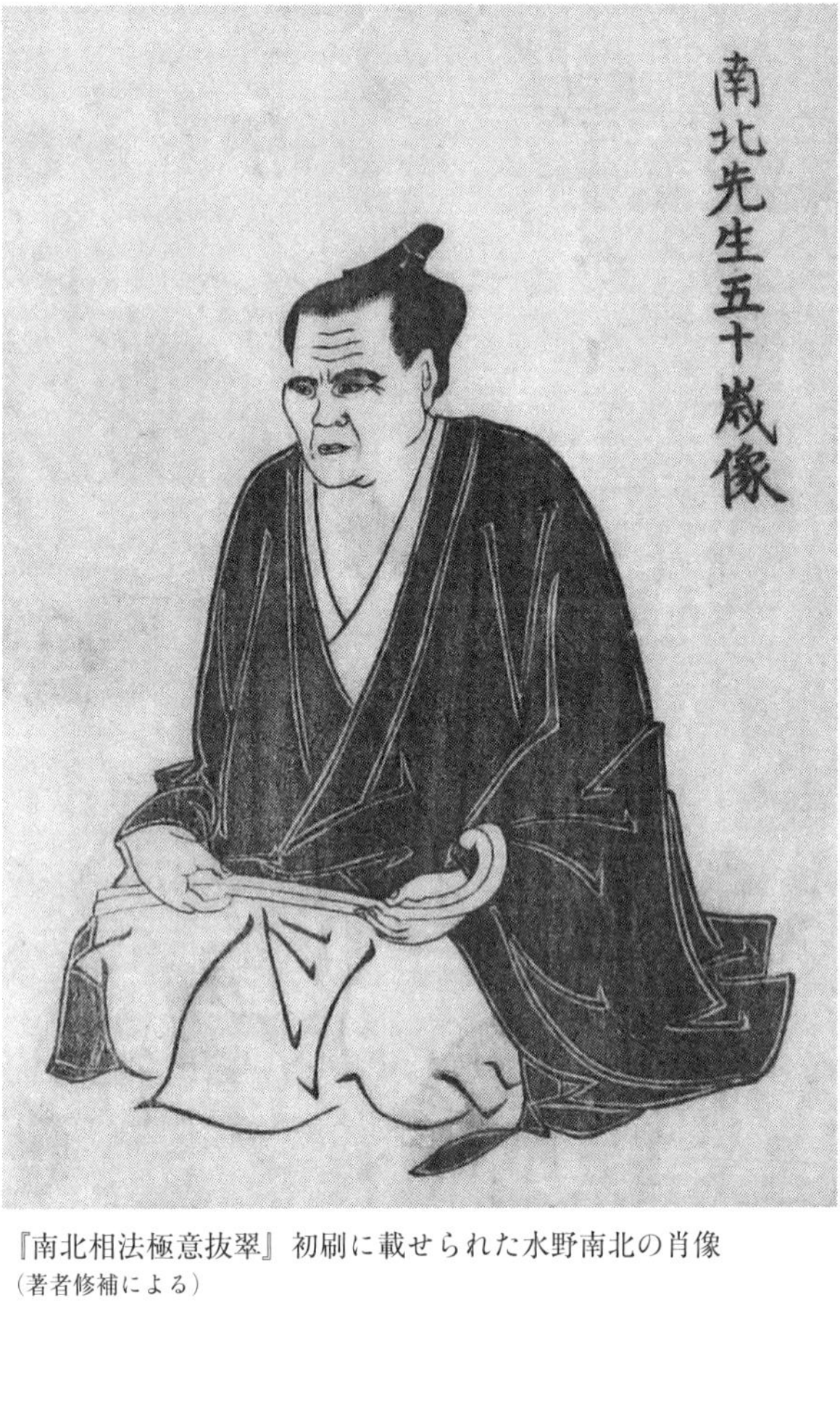

『南北相法極意抜翠』初刷に載せられた水野南北の肖像
（著者修補による）

を譲ったのでした。これが伝授三日のわけなのです。

しかしそんな南北に、最初からお客があるはずもありません。修行がはじまったばかりなのです。もっと困ったことには、ついしばらく前までは無頼で鳴らしていた南北は、かなりの悪相でもあった。

この悪相は南北も認めていましたし、またのちに門人が、これも当人の了解も得てのことでしょうが、わざわざこう記していたこともあります。「南北先生は、その名声と比べてあまりに貧相に見えるために、訪問の客人に疑われることがあるばかりか、出かけた先ではもっとひどい目に遭うことさえあった」のだと。

ですから駆け出しの南北を見て、怪しいと思ったとしても、それは思った人が当然。こんな男に顔をしげしげ見られる覚えはない。行く先々でいくらもつらい目にあったことでしょう。托鉢《たくはつ》の僧さながら、一晩の宿り、また一飯の好意を受けたならば、その恩を観相でもって返す。これがそのころ南北精一杯のありさまでした。

この荒稽古《あらげいこ》のような放浪の日々を通じて南北は観相の眼を養い、そして鍛えたにちがいない。やがて客も増え人気というものを得ます。当人は読み書きが苦手ですが、それに長《た》けた者もやってきて、観相の門人となって、南北を助けるようにもなる。

するとかつて無頼者であった南北のこと、また慢心も出て、その人気の上にも、さらに自分を押し出そうとする。姿もわざわざ僧形《そうぎょう》に似せ、しかし髪は医者か儒者風の総髪としてその上に髷《まげ》をのせるか、それともその総髪をうしろになでつけたままにするといった、山伏か行者のような風体をするようにもなる。これもまたたしかに怪しい。

名乗りにも凝《こ》りはじめます。このころに姓を水野に定めたようですが、名の方は次々と変えていって、主圭《しゅけい》、南北堂、南北庵、またばからしいほど大げさな相王山南北寺といった具合に、なんともいそがしいのですが、まだ三十にならぬ南北の、得意気な顔が見えてくるようではありませんか。

結局はこの南北という名乗りが残って、いまに伝わる水野南北となったわけです。

さて、当時の出版界はまだまだ「西高東低」です。京大坂の書肆《しょし》と江戸方の書肆が共同で版を起こして売り出すのですが、上方で作られたものが江戸に下ってゆくという傾向はやはり強い。相法の書は江戸に大なる需要がありましたが、書き手は上方の者ばかりで、南北も観相をはじめて十年もしたころ、望まれて書を出します。その名も『南北相法』。

『南北相法』に先んじた相法書は、たとえば『相法言彦解《げんげんかい》』であるとか『相法示蒙解《じもうかい》』というものでした。江戸時代を通じて見ても、おおむねこういったものが普通でしたので、タイトルに自己の名前を入れたこの『南北相法』は、なかなか強烈な書であったと言えるでしょう。自分のあやしい風体に、自分の相法の実力でもってそれを上まわってみせる。これがそのころの南北であったと思います。

人間の慎みこそが寿命を決める

『南北相法』は天明八年に成ったものです。西暦では一七八八年。この時南北はみずからを、数えの三十四と言っていますが、これもまたあやしい。やっと三十くらいだったのではないでしょうか。貫禄《かんろく》をつけるために、逆サバを読んでいたフシがある。

しかしこの『南北相法』は当たりました。たった三日の師である海常が南北に教えたのは相法の骨格に過ぎませんでしたが、その骨格に肉がついていて、しかもあまり無駄というものが見えない。わかりやすい。そして問答が多い。

この問答というものは、江戸時代を通じて、教科書の一種の形とも言えるものですね。

現代でも有効な方法だと言える。しかし南北の問答は、形式的な、つくりものの問答ではなくて、生身の問答であった。その問いの主《ぬし》の名がほぼすべて記されている。いまわれわれがこれを手にしても、迫るものがある。

そしてその問答というものが、いわゆる占いの当て事の手ほどきなどではなく、人の根本に迫ろうというものであった。遊びで観相をやっているわけではない。余技の観相もまた楽しいものではあるのでしょうが、この真剣さこそ、悪を悔《く》いて這《は》い上がってきた南北らしい強みだと、わたしは思うものです。

ですから、これを読む者は、南北の問答に列しているようにも思えてくる。また自分が訊《たず》ねたいようなことを、代わって問うてくれている人がそこにいる。この問答の形式は、やや様相を変えはしますが、『修身録』にふたたびあらわれて活躍するものなのです。

ところでこの『南北相法』には、のちの少食思想の萌芽《ほうが》もまた見えています。その例をひとつ、件《くだん》の問答から抜き出してみましょう。

問いの主は犬鳴山《いぬなきやま》の法印《ほういん》。その犬鳴山とは泉州《せんしゅう》にあって、いまも倶利伽羅《くりから》不動明王の御霊場。「長命《ちょうめい》の相を持つ者でも早死《はやじに》することがある。これはどういうことなのか」という疑義に、南北はこのように答えます。

命は相者《そうじゃ》の判断するべきものではなく、まず天の定めと知るべきであろう。しかしその天の命もまた我々とともにある。したがって天理に適《かな》う者は長く、背《そむ》く者は短い。

命を長く保たんと欲すれば、まず陰徳《いんとく》を積むことであり、淫事酒食《いんじしゅしょく》を慎《つつし》むことであり、倹約《けんやく》に励む事である。

この慎みあるものは長い。この慎みのなき者は短いと言えようが、それでも長命ともなれば、老いて貧窮とはなろう。万一その貧窮を免《まぬが》れたとしても、その苦しみは子孫が受けることとなる。よくよく考えることだ。

したがって陰徳と倹約をつねに為《な》す者は、もし短命の相を有していたとしても、命は自然と延び、生涯にわたって食が尽きることなく、なおその終わりに至るまで食を口にし、死の苦しみもあらぬものなのだ。

であるから、天から与えられた命を寿《じゅ》とするか否かは、その当人に委《ゆだ》ねられているということだ。

陰の徳を為せば陽に徳あり。陰悪あれば陽悪あり。おそれるべきは天であり、その天の命を受けて慎むべきはこの我等人間にほかならぬのだ。

天の定めというものはある。人の寿命は決まっている。これは宿命論というものです。しかしそれを長くするのか短くするのかを決めるのは人の慎みだと南北は言う。与えられたものをどう使うのかは、人間の側に自由の余地があるというわけです。南北の開運思想の根底にあるのはこれなのです。人間に自由がなければ、開運という発想は生じません。

ところでここで述べられている天と人の関係、また慎みのための三つの着目点、つまり陰徳、淫事酒食、倹約については、おおよそのまま、『修身録』の慎みの要として受け継がれます。つまりこの二十年後に著される『修身録』の起点は、この『南北相法』の中にたしかに見えている、ということなのです。

現代にも伝わる『南北相法』

しかし南北はまだおのれの相法を究《きわ》めたというわけではありません。南北自身は「海常先生の外に師を求めることも、書物に答えを探ることもなかった」と言ってはいるけれども、これは南北の実際とややちがっている。『南北相法』を世に出したあと、おそらく書に通じた門人の助けを借りて、平安期に日本に入ってきた観相法の系統の書から、さらに学んでいることはまちがいありません。

ただ、いかにも南北らしいと思われるのは、書物を研究するのではなく、あくまで書物をヒントとして実地に学ぶというところでしょう。彼は独自の見解を加えて行きます。そしてこれをまとめて『南北相法』の続きである『南北相法後篇《こうへん》』を著します。

正編である『南北相法』は、門人である平山南嶽《ひらやまなんがく》と水野八気《みずのはっき》にその編纂《へんさん》を任せっきりにしていたものでした。たしかにこの二人は書に通じていたのでしょう。『南北相法』はいわゆる「くづし字」によって刻まれています。こういった和本も近年、画像を取り込めば電脳が代わりに読んでくれるようになりつつありますが、現代人にとってはやはり難読の字体だと言える。そしてこの事情は南北にとっても同じでした。

しかし続編である『南北相法後篇』は漢字とカタカナ書きです。そのカナに、当時の癖はあっても、われわれにも容易に読めるものです。正編に比べて内容は高度になっているはずなのだが、見た目は入門書のようである。格が落ちたようでさえある。ではなぜこうなったのか。それは南北がみずからの発見発明をこの書に刻むために、自分が読めもし、そして書くにも便利な字体を選んだということです。

その完成は享和《きょうわ》二年。西暦でいえば一八〇二年、この時南北は、だいたい四十前後だったのでしょう。

南北はそうやって相法の研究を進め、また広めもしたのですが、それに劣らず、食についての見極めもここであらたにしています。その実際は『南北相法後篇』の第二巻にありますので、これもまた読んでみましょう。

命というものはそもそも天のものであり、それが長生となるかそれとも早死となるかは、人の所業によってこそ分かれる。

人というものは陽火のごとき元気を持って生まれて来る。この火を減らせば短命であり、保てば長命となる。

その原因といえば飲食である。その節が守れず過度となれば命の減損である。ところが酒食に節がなくて過度な者ほど外見がよい。壮健である。これは肝気《かんき》が高ぶっているからであって、真の壮健というものではない。

酒肉が過度となって肝の気が高ぶるという時には、その酒肉を体に回す役目を負う脾《ひ》の気は損なわれているのだ。

これがどういうことかと言えば、土が肥《こ》えればよく木が茂る。ところが木の茂りが盛んともなればこれに反して土は痩《や》せてくる。土が痩せ切ってしまえば木も枯れてしまうであろう。

つまり木性である肝が、土性である脾を剋《こく》しているのであり、それゆえ見た目の木ばかりが高ぶっているわけだ。また木は火の本《もと》であるから、もし木が枯れるとなったら火も滅してしまう。過度の飲食が長寿を妨げるわけがこれだ。

たとえば灯火の灯芯を何本にも増やして、さらに火皿の油を掻き回したらどうなるのか。一時たしかに炎は大きくなるかもしれないが、それだけ油は早く尽きて炎も消えてしまうであろう。人の命もこの炎と異ならぬ。

だから酒肉を過度にする者の外見は、壮健に見えはする。だがこれが明るさばかりを盛んにした灯火と同じだと考えてみれば、なんらそれに頼るべきではないことは、すぐにわかることであろう。

お読みになっていかがでしたか。南北はこの説諭の中で、木火土金水の五行説《ごぎょう》から「木は火を生ず」「木は土を剋す」を援用していますが、それよりも人に訴えるのは、「灯火」のたとえでしょうか。

ここで南北が、食の慎みについて語っていることは、十年前と大きなちがいがありません。しかしながらその説明の筋道は同じではない。ここがこの続編の大事なところです。まず人相ではなく、だれもがすぐにわかる「外見」という物の見方でもって、食と人間を説明しようとしていますね。壮健に見えても、その外見に惑わされるなと。

そして天と命とのつながりの説明も素気ない。ここで南北が重きを置いているのは、寿命を決めるのは結局のところ人間の行いひとつなんだよ、ということです。これは間接的な天命の否定かもしれませんし、またいくらか反宿命論だと言ってもいい。なにより人の自由意志を大きく認めている。先天よりむしろ後天。ここが大きくちがう。

占法をなりわいとする者は、どうしてもふたつの顔を併《あわ》せ持ちます。そのひとつが宿命論者の顔であり、そしてもうひとつは開運指南の顔ということになる。後者がほぼゼロという占い師はいるでしょう。しかしもし後者の顔ひとつだけになってしまったら、それはもはや占い師ではありません。

少食思想を元とした開運法をすでに南北は持っていました。宿命論も後退しつつありました。とはいえ南北は、数多の門人を有する、当代日本一の観相師であったのです。

南北はまず修行の十年を経て『南北相法』正編に至りました。この十年は大きかった。しかし正編から続編への十年も、また大きいものでした。この間なにより観相法にも画期的な実りがあったのです。これがゆえに南北の名前は、現代の日本でも観相師として知られて、『南北相法』の両編は、なおいまも読まれているのです。

ですからその南北が、観相のその大きい看板を下ろして少食思想と開運法に専心することとし、その書『修身録』を世に出すためには、まださらに十年が必要でした。

『修身録』自序を読む

さて、当の『修身録』がまとまったのは文化九年、西暦では一八一二年のこと。この新書の序章も、南北およそ五十年の履歴を経て、いよいよその眼目に至りました。次章からはこの本体を読み解きますが、この序章ではまず『修身録』第一巻の「自序」から、冒頭の少食と開運の部分を抜き出して訳を添え、また解説を附します。なぜならこの部分には『修身録』の成り立ちと、当時の南北の立場が記されているからなのです。ではまずその起筆から。

夫《それ》人は食を本《もと》とす。仮令《たとひ》良薬を用ると雖《いへども》食不作《なさざれ》ば性命《せいめい》を保《たもつ》事不能《あたはず》。故に人の良薬は食也《なり》。

そもそも人にとってその根本とは食である。いくら良薬があったとしても、それが食の代わりとなって人のいのちを保つことはできぬ。だから人にとって真の良薬とは食そのものなのだ。

水野南北関連年表

元号	西暦年	水野南北と門人	事柄・人物
正徳	1714		貝原益軒没
延享	1744		石田梅岩没
寛延	1751		徳川吉宗没
宝暦	1758		京で宝暦事件が深刻化
	1760前後	水野南北、大坂に生誕	
安永	1773		徳川家斉生誕。将軍の在位は1787-1837
	1774		『解体新書』刊
	1775	後の門人である小西喜兵衛生誕	
	1770年代後半ごろ	水野南北、海常と出会って説諭を受け、観相法を伝授さる。およそ十年の修行を経て、名声を得る	
	1780		平賀源内没
天明	1783		浅間山大噴火す。この前後に天明の大飢饉
	1787		松平定信、老中首座に
	1788	水野南北、主に大坂で観相。全国にも門人多数。『南北相法』刊	京、天明の大火
寛政	1790	後の門人であり、禊教の祖となる井上正鐵、江戸に生誕	
享和	1801		本居宣長没
	1802	水野南北『南北相法後篇』刊	勝小吉生誕
文化	1810		喜田川守貞生誕
	1812	水野南北、京にて『修身録』刊。これ以後、米飯を断って麦を食す	
	1814	井上正鐵、水野南北を知り入門。京の東山の庵でおよそ一年の修行	
	1818		伊能忠敬没
文政	1822		『江戸流行料理通』刊
	1823		シーボルト初の来日
	1825	小西喜兵衛が師説をまとめて施本『安心弁疑論要決』を刊	『東海道四谷怪談』が江戸中村座で初演
	1828	京の水野南北『亦生記』刊	
天保	1833		天保の飢饉この年より
	1834	水野南北没（陰暦11月11日）	水野忠邦、本丸老中に
	1835	水野南北一周忌に際し小西喜兵衛など門人は大坂西天満の法輪寺を南北の墓所と定め不動像を建てる	
昭和	1988	牧野正恭・田中一郎が初の研究書『水野南北とその思想』を刊	

ここで南北は、意外なことにも薬からはなしをはじめていますね。しかしこれは当時の人も思っていたであろう「医食同源」「身土不二《しんどふじ》」と同じ考え方です。それほど凝ったことを言おうとしているのではない。

たしかにこれはいつもの南北とちがっています。天から与えられたいのちというものを説くでもなく、人相で物事を見極めようとするでもない。そういった思考からは一度はなれて、病気となったらまず薬だ、と考えるような人にも読んでもらいたい。そう思っていたのかもしれません。しかし次には、やはり相の問題が出てきます。

予数年《よすねん》相業を作《なす》といへども食の貴き事を不知而《しらずして》人を相するに貧窮短命の相ありといへども福有にして長命の者あり。又《また》富貴延命の相有《あり》と雖《いへど》も貧窮にして短命の者あり。此《この》故に相して吉凶を弁ずるといへども明白に定むる事あたはず。是皆《これみな》食の慎《つつしむ》と不慎《つつしまざる》に有《ある》事を漸く爰《ここ》に覚《おぼゆ》。

――わたしという者は、長年にわたって観相をなりわいとしてきたが、真の大事が食にあることを知らぬままであった。これがために観相に際して、貧窮で短命と言える相でありながら富裕で長命の者がおり、また反対に、富貴にして長命であるべき者が実際は貧窮で短命といったこともあり、この在りさまでは、観相の法に則《のっと》って吉凶を断じようにも、確言に至らぬことが少なくなかった。だがようやくにして、これらすべては食を慎む、慎まざるの違いであることを、覚るに至ったのである。

ここに見える、観相の法によって人の寿命を計ることはできないという考え方は、すでに『南北相法』正続両方にあったものです。いま新たに知ったのではない。南北がここで述べようとしているのは、人間とは相なのか、それとも食なのかという問題に、やっと決着がついた、ということなのでしょう。続きを見ましょう。

而后《しかふしてのち》人を相するに先《まづ》食の多少を聞く。是《これ》に依《よつ》て生涯の吉凶を弁ずるに萬一失《まんにいつしつ》なし。故に是を予が相法の奥意《おうゐ》と定む。

―その覚りを得たのち、観相に先立ってまず食の量を問うこととした。すると人の

——生涯の吉凶を読むに際して、万に一つの間違いも起こらぬ。だからこれを我が相法の奥意とすることと定めたのである。

もともと南北は『修身録』以前から「百発百中いささかも一失なし」と称《たた》えられてきた人です。ところが本人はなかなか謙虚で、自分の観相の誤りを率直に認めて、それを記して残すこともありました。南北は、自慢もし、またそれにもまして自省もする人でした。

ここではあらたに「万に一失なし」という口上《こうじょう》が出て来ますが、これはやや割り引いてもよいかもしれませんね。とはいえ『修身録』が秘める、その実際のおもしろさを思う時この「万に一失なし」の大袈裟加減は、在ってよし、とわたしは思うものです。

然《しかる》に数年飲食の慎《つつしみ》を衆人《しゅうじん》に伝是《つたへこれ》を用る人を鑑見《ためしみる》に一箇年先に大難有《ある》事を見極《みきわむ》るといへども其《その》時より食を厳重に慎者《つつしむ》はかならず是を免かれ反《かへつ》て其《その》としに当《あたり》思はずも吉事来《きた》る者多し。或は生涯貧窮の相有《あり》と雖も益《ますます》食を慎み是を用る者は相応の福有と成《なつ》て今《いま》人に知れ大に用らる者多し。又数年病身にして短命に相極《きはむ》るといへども此《この》食を慎むより

心身健《すこやか》にして今老に至る者多し。凡如是《およそかくのごとき》の類《たぐひ》は取て数へ難し。

このようにして飲食の慎みを数年にわたって多くの者に伝え、その慎みを守る者を鑑みるに、もし一年先に大難が見えるといった者であってさえ、その時より食を厳重に慎むことをすれば、かならずその難を逃れるばかりか、むしろその年に至って思わぬ吉を得る者も多い。そればかりか生涯にわたって貧窮といえる相を持つ者であってすら、食の慎みをいよいよ守る限りは、相応の富を得、名も成し、役にも就《つ》くといった例もまた多いのだ。長年の病に悩み、短命の定め見える者であってしても、食を慎むことにより心身の健康を得て老いに達する者も多い。これはとても数え上げられぬほどだ。

さて、ここで開運法の一端が見えてきます。つまり『修身録』本編の予告をしているわけです。またこれは、この新書も同じことで、次の第一章、そして第二章にお進みになれば、その多くの例が出てまいります。いや、そういった例ばかりと言った方がいい。

故に富貴貧賤寿夭《じゅよう》窮楽尚《なを》立身出世発達の事は皆《みな》飲食の慎にあるべし。唯希《ただこひねがはく》は此《この》書を見て各慎玉《つつしみたま》ふべし。

ゆえに人の品格、財産、長命、愉悦なるものの成否すべては、飲食の慎みの有無にこそあると言ってよい。立身出世さえ同じだ。だから我が願いとは、この書を読み、各々が食の慎みを知ってこれを守って下さること、この一点にほかならぬ。

南北はこの出世発達という言葉が大好きでした。『修身録』が、他の少食説と異なる最大の点とは、もともとが養生《ようじょう》のための「少食」が、「出世発達」に繋がるということを説いたところにあるのでしょう。これは現代の少食養生書の群の中に置いても、あきらかに際立つと言わねばなりません。

そして南北は、巻頭のこの少食開運考の一節の締めくくりに、その手本を示します。

予是《これ》を衆人《しうじん》に進めんが為に我生涯米飯《われせうがいべいはん》を食《くら》はず尚米《こめ》の形有《かたちある》ものは餅類《もちるい》に至るまでこれを食せず最《もつとも》一日に麦《むぎ》一合五勺と極《きわ》め酒大に好むと云《いへ》ども一日に一合と定む。是皆《これみな》予が為にあらず衆人の為に我《わ》が食を減ず。故に心ある人は一日なりといへども唯《ただ》飲食を慎しみ玉《たま》ふことを希而已《こひねがふのみ》。

わたしはこれを世の人に勧めるべく、生涯にわたって米の飯は食わぬこととし、米の形が残るものならば餅も避け、麦の一合五勺《いちごうごしゃく》をまったく一日の限りの量とし、大の好物の御酒さえ一日一合と定めた。しかしこれはまったく自分の為ではない。世の人の為に食を減じたのだ。だからこの一身を以《も》ってわたしは願うのだ。心ある人よ、たとえ一日であってもよい、ただただ飲食を慎まれよ。

南北がこれを『修身録』に記した時、それはおよそ五十歳のことでした。これは当時としては、すでに老境というべき年齢であって、しかしそののちの南北には、まだ二十余年のいのちがありました。そしてその晩年に至っても、この麦とお酒の量を守っていたことは、本人ならびに門人の出版から確かめられるものです。

その食膳《しょくぜん》を、別の記録からも補って書き出してみますと、麦が一日に一合五勺ですから椀にして三椀ほど。つまり一食一椀。青物は傷んで捨てるような葉をていねいに扱って、これをまず一菜としていたようです。しかし肉類と言えば、もしあっても干物の魚のみ。汁は未詳なのですが、さすがにそれもないということはなかったでしょう。

これではあまりに少ないのではないか。そうお感じになっても当然、とわたしも思う。これは南北も承知していましたし、ここまでの節食を人に勧めることはなかったのです。

門人にいちばんの厳しさを求める時であってさえ、麦と米とは等分に混ぜてよく、それを一日に三合は許しています。これは南北の倍。一食二椀です。またこのあと『修身録』を読みすすめば出てくるとおり、老人にとっては獣肉もまた身の養いになるので用心して食せよ、と言ってこれを勧める。

ですからここに見える「是皆予が為にあらず衆人の為に我食を減ず」という南北一人の身の慎みは、なんのいつわりもなく『修身録』を読む者のためのものであり、そして衆人のためのものであったのでしょう。

南北は天保《てんぽう》五年（一八三四年）の十一月に、七十余年の生涯を終えます。それがどのような最期であったかは、門人からも伝えられてはいません。しかしわたしには、ひとつの情景がよぎるのです。この前年、すでに天保の飢饉が、そのはじまりを見せていました。

『修身録』以後、なお厳しい慎みを保つことで衆人を諭して来た南北は、衆人のために、さらに食を節《せつ》したのではなかったか。

「衆人の為に我食を減ず」。この言葉は、その最期に至るまで、やはり南北の深くむねとするところではなかったか。わたしには時折、これが思われてならないのです。

『養生訓』と『修身録』に見る少食思想

ところでこの『修身録』という書名ですが、おそらくこれは南北の定めたものではありません。南北は『修身録』の中でいくたびも「身を治める」と記していますが、「修身」または「身を修める」という本文記述は、一切ないのです。

南北の発想にあったのは『南北相法極意』というタイトルでした。これは先に示した個所にも「是を予が相法の奥意と定む」とあることから類推が利きます。顔に相があるように、食にも相がある。そして顔相よりも食相を読む方が開運、ひいては立身出世のための助言ができる。これが南北の、この時点の判断であったとしなくてはなりません。

想像するに『修身録』というタイトルを南北の新著に望んだのは、おそらく武家の都、江戸の版元たちだったのでしょう。そういう修養書にしたかったのだろうとわたしは見ています。これに加えて、すでに百年のロングセラーであった貝原益軒《かいばらえきけん》の『養生訓《ようじょうくん》』の再現になれば、という目論見《もくろみ》もまたあったと思うのです。実際に『養生訓』を模した書物は、『修身録』発刊の文化文政のころまでにも、なんともたくさん出ていましたから。

先達である『養生訓』は、やはり立派な書物であったのです。時に飢饉に見舞われるけれども、太平の世によりよく生きるためには養生の術が必要だ。このことを日本に広めたのはやはりこの書だった。『修身録』は幾分その影響を受けています。『養生訓』に見える少食のすすめの多くは、『修身録』の中にあってもおかしくないものがじつに多い。それはたとえば以下の通りです。

養生の道というものを説くとすれば、それほど言葉を要せずとも済むのです。ただ飲食を少なくして、病となるものを口にせず、色欲を慎んで無暗に精気を放たず、怒り、悲しみ、憂い、思い煩《わずら》いはほどほどにして、心を平らにして気を和らげ、物を言うことも少なく、無用の用を省き、風や寒さや暑さや湿りから身を守り、また体を動かしてはこわばりを解き、好んで歩き、眠りの時を定め、食物をよく消化させて栄養をからだに廻《めぐ》らす。これが養生の要というべきものなのです。(養生訓第二巻より)

食膳にむかえば、貪《むさぼ》りの心が起こって、いつの間にか多く食べ過ぎたということになるのは、やはり人のつねと言えましょう。酒、飯、茶、湯水などは、これでよろしいと思うよりも、なお控えて七八分《ぶ》に止め、まだ足りない、と思ったうちに切り上げるがよろしい。飲食のあとになって、その時のつもりよりもそれはずっと腹に満ちてくるものですから。食事の時にもし腹が十分になったと思ったのなら、かならずあとから腹はあふれて、やがてこれが病を招くことになるのです。(養生訓第三巻より)

しかし後進である南北は、『養生訓』という書に学んだのではなかった。そもそも南北は書を読みません。『養生訓』を知る門人や客人から聞き取った言葉が耳に残って、それを自分の糧《かて》にしたということなのでしょう。

また南北は儒者《じゅしゃ》を嫌っていました。儒の教えは退《しりぞ》けはしないけれども、南北のなりわいというものが、人間生身《なまみ》そのものから物事の諸相を読むということでしたから、この南北にしてみれば、儒者の思考というものが、人そのものではなく、まず書に立脚しているように見えることが、なかなか理解できず、納得がゆかないわけです。ところがみずからが儒者であることを誇りに思う益軒は、このように言う。

士分または庶民いずれの子であれ、まだ幼い者に医となる素質があるともし見えたのなら、すこしでも早く儒書を読むようにして、その読む力を医書に向け、優れた師に就いて、十年の歳月の間に『内経《ないきょう》』『本草《ほんぞう》』をはじめとして歴代の優れた医書を学び、ひととおり医の道に通じたのなら、それからさらに十年、病ある者に接してその症状を数多く見て習熟し、日本の先輩の名医の療法も考察して身につけ、病人とともに生き、時流の変化を覚り、この国に独特の風土と病をも理解し、その術を磨き、医学と医療に関してこの二十年の長き積み上げを得たならば、かならずや良医となって病を治すことは広く知られて、多くの人を救うことを得るでしょう。

この匠こそは国の宝なのですから、上に立って差配なさる人は、かかる良医を育てることをこころせねばなりません。（養生訓第六巻より）

これは筋の立ったはなしです。そして益軒の人柄も偲《しの》ばれる。しかしいまここに掲げたような、儒と医と書と薬を強く結びつける『養生訓』の思考は、南北にとってはそのまま許容できるものではなかったのでしょう。

先に示したように『修身録』の自序は、薬についてのたとえからはじまっていました。食を第一に思う南北は薬を認めたがらない。益軒も決して薬を過剰に評価はしませんが、儒者であることを誇りにするとともに、本草を修め、漢方にも和薬にも通じていました。

益軒は、とくに『養生訓』を著した晩年の益軒は、おそらくまことに和やかな人で、異論と戦うということなどまずなかったのでしょうが、『修身録』の時点で五十に至ったばかりの南北は、生まれつきの勇み肌がまだまだ残っている。もしいまここに示した個所など南北の目に触れていたのなら、大儒者の荻生徂徠《おぎゅうそらい》や太宰春臺《だざいしゅんだい》が大っ嫌いだった南北のことです、『修身録』の中でかならずや論難していたこと、まちがいないとわたしは思う。

そうはいっても『養生訓』という書は、やはり南北に益をもたらしています。その百年後に、世間が南北の『修身録』を受け入れるであろう土壌を作ったのは、益軒と出版人たちが、書物によって、養生思想を確立普及しておいてくれたおかげなのですから。

またこれは次の第一章の中で述べますが、すでに石田梅岩《いしだばいがん》が主に上方で広めていた倹約の思想も南北を助けて、『修身録』の論説を豊かにしてくれています。

一見のところ『修身録』は孤立した書のようにみえる。また異端を感じさせるところもすくなくない。しかしひるがえって言えば、貧窮の出であり、そのために読み書きも十分でない南北にさえ、それだけの考究と思想の自由があり、発言ならびに出版の機会をその時代が与えていた。おそらくそういうことになろうかと思います。

どうして江戸時代というものも、われわれが思うよりもずっと懐が深い。水野南北とその『修身録』を知ろうとすれば、そういう広がりで物事を見る必要がありますし、その解釈に困った時は、かならず同時代の思想を訪ねることで、ヒントが見いだせる。

しかし現在のところ、水野南北も『修身録』もけっして広く世に知られてはいない。最大の問題はここにあろうかと思います。

ですから序章はここでしめくくって、次章以降は『修身録』その本体を案内させていただければと存じます。

第一章

南北先生「少食を究める」

第一話　いのちと食　人は生まれながらに持ち分の食あるべし

観相家から少食思想家へ

万人に少食を勧める。まさにこれが南北でした。南北の生涯を俯瞰《ふかん》して見れば、この命題が南北のほとんどを占める。これはまちがいのないことでしょう。むろん南北もそうだと思っていたにちがいない。しかしながら、南北が少食の思想に至ったのは、はじめから少食を善だと決めて、その証明をしようとしたからではありません。

序章でも述べましたように、南北の出発点は観相にありました。そしてその観相の経験が究められて、少食思想に至ることとなったのです。

ですから南北が少食思想を広く世に問うた『修身録』の最初期の版の冒頭には、観相学から少食思想への足跡が、次のように残されておりました。

南北相法修身録・前言

予が相法に於て身を治るを本《もと》とす。故に万事の吉凶を不辨《べんぜず》。只其《ただその》人の天運天禄の多少を見極め其《その》分限に応じ慎《つつしみ》を釈《と》き凶も吉と変じさす事を要とす。故に観相は生涯に一度を以て定む。予に観相を頼《たのみ》し輩《ともがら》は二度不可来《きたるべからず》。是《これ》我生涯の見なり。

尤《もっとも》吉凶を明かに弁ずる事は予が門人及《および》他流に有。是《これ》に依《よっ》て周く吉凶を聞べし。

人はその身をどう治めるべきか、これが我が人相の法の根本にある。したがって物事の吉や凶を言うことはせずに、ただその者の宿命であり天から与えられた持ち分を見定め、その当人に応じた慎みの在りようを説くばかりだ。それは当人の持つ凶を吉に変えるためであるのだ。

したがって我が鑑定は、当人一生に一度切《きり》でよい。ひとたび観相を受けた者が、ふたたび来てはならぬ。我が見定めは、一生の見定めであるからだ。

もっとも時の吉凶を知りたいのであらば、我が観相の門人もむろんのことながら他流にもそれはあるであろう。そこでその吉凶を訊ねるがよい。

これは観相家から少食思想家への転職の挨拶状のようなものでしょうか。いままでの顧客にひととおりのことを伝えている。

とはいえこれはむしろ宣言だと言えるものでしょう。この「前言」は、後の『修身録』には載せられなくなってしまうのですが、それは時を経て、南北が観相家としてよりも少食思想家として知られるようになっていったからなのかもしれません。

しかしそのようなことよりもこの「前言」には、『修身録』を読み解くための大切な鍵ともなる概念が示されている。それは「分限《ぶんげん》」というものの見方です。

もとより人はなにかしらのからだを持って生まれてきます。陰のからだ、陽のからだ。そしてそのそれぞれに生まれても、大きさ重さはまったくちがう。似たようなからだを持つおなじような境遇の人はいるでしょうが、それはその時点だけのことで、その暮らしや、からだつき、運の盛衰は、時の経過とともにさまざまに分かれて行って当然です。

そして当時は士農工商の江戸時代にほかなりません。人は、からだの生物的な定めに加えて、家の定め、世間の定めを、出生と同時に負わなくてはならない。

親がだれであるのか、また生まれた場所、家の生業や、その細かな職分が、当人の一生のかなりを決めてしまう。それは現代にももちろん存在するものですが、しかし当時は、われわれが想像を絶するほどの定めがあった時代であることを思わねばなりません。

南北の分限論と「食の公理」

『修身録』を読むに際して、こういった歴史的な身分に関する考察も、さまざまな場面で必要とされます。しかし南北の「分限」と言うものは、もっと広い概念を持っています。ではここで、ひとまずその南北の「分限」の、もっとも大局的な用例を見ていただくことにしましょう。それは『修身録』のほとんど冒頭にあらわれます。

南北相法修身録・二から四

食分限より鮮《すくな》きものはたとへ相あしくとも吉《きつ》なり。相応の福分有《あつ》て短命なし。老年吉なり。

食分限より多きものはたとひ相はよろしくとも諸事調《ととの》ひがたし。生涯心労不絶《たへず》。老年凶としるべし。

食分限に応ずるものは吉凶相にあらはるる如く外《ほか》に善悪なし。

たとえ天運の人相が悪くとも、当人がその持ち分の食よりも少食で済ませる者は相応の福分を得る。短命ということもなかろうし、よき老年を過ごすであろう。また本来の天運が良くとも、食を過ごす者であらば、物事に際して障《さわ》りが出るものだ。苦労は絶えず、老年に至ってなお難儀に遭うことであろう。当人の持ち分を守って食に過不足なき者は、持ち前の善悪に変化は起こらぬ。

人はいくら生まれに縛られようとも、やはりそれは完全に固定されたものではない。江戸時代には身分という分限がまずあり、また個々人の持つ分限というものがあった。この「分限」の上に人はあって、生涯には吉凶の起伏があり、行っては戻る波がある。不動にも見える先天の運に対して、可動の後天の運は食が司《つかさど》る。これが南北がここで言わんとしていることでしょう。

この思想的な論理は南北の「食の公理」とも言えるものです。『修身録』の骨格は、ほぼこの三箇条の上にできている。これを基に数多くの例が検討されて、その結果として食の正しい在りようが記される。

またこの考え方は、食事に限らず起居振舞《ふるま》い、また人と物との関係にまで展開される。これが『修身録』という書物なのです。

しかし人には総じて吉運を持つ者もいれば、もしかすると元々の身分をこえるような、特異な運を持つ者すら存在する。また悲しいかな、生まれた時から背負うものがあまりにも重い者もいる。突然、代々保っていた地位からすべり落ちてしまう者もいる。

南北がその食の観察から、人の持つこの生涯の波について言うのが次です。

南北相法修身録・三十五

大に発達の相ありとも気惰而《きずるくして》常に酒肉をたのしむものは発達ありといふべからず。生涯出世なし。是《これ》皆発達を楽しみにかへるの類《るい》なり。尚己《をのれ》が天命をくらひつくすの人なり。

一　良き将来があると顔に見える者であっても、日頃より怠惰で酒肉に楽しみを求める者に出世はあらぬのだ。これは当人の持つべき発達を、安直な娯楽に引き換えてしまったからだ。つまりは天から与えられたものを無為に食った人だと言える。

南北の考えの底には以下の見識がつねにありました。それは人は天と地からの贈り物を受けて生きているということ。天からはいのち、地からは食。そしてそのいのちにはあらかじめ定めがあり、それはとくに相貌、つまり人相にひとまず読み取れる。そして、そのいのちの長さに応じた食は地に用意されている。これは家や身分に具《そな》わるものではなく、本来個々人のものだと言える。この合計が天命であるのだと。

当人の吉凶はその食事に書いてある

しかし『修身録』を記した時点で、南北はこういう考えを付け足したのです。地から得られる食をどう扱うのかによって当人の真の吉凶は決まる。それはもはや相貌から読み取れるものをこえるのだと。そういった機微《きび》は、次に記されています。

南北相法修身録・四十五

分限より大食のものは時々損失災《わざわひ》ありてひきもどさるる事あるべし。夫《それ》貴賎とも天よりあたへ極《きはま》りあるものは食なり。是をよけいに食する時は日々天地に食物の借を生ず。天是《これ》を生涯に取り給ふ。ゆへに時々損失災を生ず。是皆《これみな》天より我をいましめ取りたて給ふが如し。故に大食のものは運命の林《はやし》を自《をのづ》からほろぼすなり。

定めの量より大食する者は、時として損失か災禍かに巻き込まれて、積み上げてきたものを滅ぼしてしまうものだ。

身分の如何《いかん》にかかわらず、それぞれ人は天から一生の食を与えられている。これを余計に食べるということは、天に借りを生ずるということだ。その借りをおりおり天が持ってゆかれるがゆえに、その順運を失うのだ。

しかしかかることのすべては、天が戒《いまし》めを示すがために取り上げて下さっていると思うがよい。

つまり大食の者は、みずからが持つ吉運の林を、みずからによって滅ぼしている

——も同然であるのだ。

南北の「食の公理」に、この大食の者の衰運を突き合わせてみれば、この者は天に向かい、みずからの分限以上の食を借りようと無心をしているわけです。

そしてこのように、災禍や損失が外に見えている者の場合、もはや相の出番でもありませんし、わざわざ当人の持ち分の食の量を判定しなおすまでもありません。食の量が過ぎていることは、すでに当人が身を以って示しているということです。

南北が「私の鑑定は当人一生に一度切でよい。当人の天運を二度見る必要はないのだ」と言うのは、このことを指します。一度自分の分限を知ったなら、その後は、いまが善なのか悪なのかは自然とわかるはずである。食が正しいのか、それともまちがっているのかも同じように、はっきりとわかる。

それどころか南北は、人相で吉凶を言う事の危険を思い、むしろ人相は不要と考えるに至っていました。

「相よろしくとも」「相あしくとも」という言い方、つまり持ち前の相の良し悪しは関係ない。肝心なことは、食の慎みが在るか否かであり、吉凶はそこで決まるのだ、という大前提は、当然のことながら、『修身録』の説諭の中で、語り口を変えながら数限りなく繰り返されます。当然この新書の中にも幾度となくあらわれます。

相などとは無関係に食さえ慎めばよい。持ち分の食を守れ。そうすれば持ち前の運以上のなにものかが得られるであろう。この自在さ、そして宿命論を離れた自由さこそがきっと、南北『修身録』の神髄と言えるものなのでしょう。

第二話　家業と食禄

おのれの食を子孫に遺すべし

『修身録』と立身出世

南北は「分限」というものを中心に据え、人の一生を考えます。そして、食においては分限を守れ、分限以下にせよ。そのように強く命じる。ここに妥協というものはまずあり得ないのですね。

『修身録』は、おそらく南北存命のころから、しばしば「つつしみの書」と称されることがありました。それもその通りで、南北は食に限らず慎みを強調すること、涯《はて》がありません。しかし守勢に生きることを讃えるのかと言えば、それはそうではない。

人には自由意志がある。野心がある。秘めたこころざしがある。切なる願いというものもある。南北はこれを否定しません。むしろ強く後押ししているのです。

南北相法修身録・二十一

若年より食定りあるものは生涯無病にして相応の立身出世有《ある》べし。相貌《さうぼふ》悪しくとも凶といふべからず。

若き頃より食に定まりある者は、無病の一生を得、生まれた境遇より身を起こし、やがて世に出るであろう。もし相貌に吉が見えぬ者であっても、凶と断じてはならぬ。

『修身録』には「立身出世」という語がじつに頻繁に出てきます。そのため、まるで明治十年前後から二十年ごろの書物のように見える時すらあります。けれどもこれはあくまで江戸時代の文化文政の書物でありました。

とくにその古制が感じられるのは、南北が「家」について語る時です。

当時は、親代々から子々孫々へと続く家、なりわいとして家業というものの中にいなければ、ほとんどの人が生きてゆかれない時代だったことを思わねばなりません。出世、また幸福という概念から、家というものを切り離すことは容易ではなかった。ですから南北にとっては、家というものもまた、食と関係させずにおかれなかったのです。

南北相法修身録・七

常に分限より麁食《そじき》をなすものは貧悪の相あるとも相応の福分あるべし。尚《なを》一代に子孫への家督をのこす。尤《もつとも》麁食《そしよく》といへども大食にして定めなきものは大に凶なり。然《しか》れども田夫《でんぷ》は別なり。

つねに天与の分限よりも粗食で済ます者は、もし貧悪の相の持ち主であっても、それなりの福に恵まれよう。次の代へ家と資産も残すことであろう。とはいえ粗食であっても大食であったりその時に定めのない者は凶であると知るがよい。

しかし身働きの農夫などはこれにあたらない。

まず訳についてですが、この場面では「田夫《でんぷ》」を「身働きの農夫」と表現しました。ここで南北がわざわざ付け足してまで田夫を持ちだしたのは、この田夫が「職分」として、分限の問題に関わっているからなのです。

南北は、その当時に在ってみれば、じつに開明の人でありました。また身分による差別を極端なほど望まぬ人でもあったのです。それは公儀に睨《にら》まれかねないほど率直ではありましたが、『修身録』は、士農工商をはじめとして分限職分のきびしい時代に書かれた書物であることを思って読む必要があります。だから職分がちがうのであれば食の慎み方もまたちがうという論調が、『修身録』に出てくるのも当然のことではある。

この田夫の食については、田夫同様に大食の例外が許される「武家《ぶけ》」や「働人《はたらきびと》」と併せて詳述しなくてはなりませんので、次の第三話に持ち越しますが、田夫、武家、働人それぞれには、それぞれの食、それぞれの幸福のかたちがあるということを、南北は考え、そして述べていたのでした。

大坂商人のための書

いずれにせよ南北が、前提抜きにこうなれば吉、こうすれば凶と示す時は、ほとんどの場合、身働きの少なく、力仕事のない階層、とりわけて商家や職人といった町人のことを言っています。なお詳しく言えば、まず念頭にあったのは大坂の商家の当主の男であったのでしょう。かれらには、見相《けんそう》に行く時間の自由、見相料を払える余裕、また当主として将来への不安がありました。そして南北はこの大坂で育ち、教養深いその大坂の商人たちを第一の顧客としていたのですから。

南北が、しきりに家督《かとく》、家禄《かろく》、家運《かうん》と言って、家なるものを目前に据えて説明することが多いのにはこういう背景があったのです。

生きることをゲーム、家をチームにたとえるのは、かならずしも上品だとは言えませんが、当時の人間にとって、一生を生きることとは、家というチームに属してゲームを闘うのにも似ている。ですから家の興廃とは、そこに属する人にとって、一生の浮沈に関わる一大事にほかならない。

そして次に示す南北の言葉も、やはり商家を念頭に言っているものなのでしょう。

南北相法修身録・二十七

富家《ふか》家運衰へたりといへども後代《ごだい》の主《あるじ》食を減じ是《これ》を厳重に定《さだむ》る時は其《その》家を再び起して又盛《またさかん》なるべし。

凡《をよそ》一家の主は其《その》家の神《しん》なり。家勢衰ふといへども其《その》主厳重に食を慎む時は亡ぶる事なし。是《これ》皆其主《ある》じ驕るがゆへに家運尽きて自《をの》づから亡ぶるなり。又《また》家運つくる事は其家に請得《うけえ》たる食つくるが故に禄したがふてつくる。是《これ》食禄ともに尽るときは家自《をの》づからほろぶ。是以《ここをもつ》て後代の主家禄の為に己れが食を減じ是を天地に延す時は禄自《をの》づから延る。是《これ》家に於て食禄全《まつ》たければ亡る事なし。

富に恵まれた家の運もやはり衰えることがある。しかし後代の当主が意を決して食を減じ、またこれを厳重に守り続けるようにすれば、再びその家を起こして盛運となることであろう。

そもそも家の主《あるじ》というものは、その家の者にとっては神にも等しい。家の勢いが衰えたといっても当主が食を慎む者であったのなら滅びることはない。そして家が滅ぶとは、当主が食に驕《おご》るのがその原因であるのだ。

また家運が尽きるというのは、もともと家が持っていた食が尽きるがゆえに家の禄が尽きてしまうことを言う。家の持つ食禄が尽きる時に家そのものも尽きる。

もし落ちぶれた家であっても、後代の当主が食を減じ、その徳を天地に延ばす時には、禄もまた天に延び、この地上より得るものもまた増える。そしてその家禄がある間は、その家も滅びることはないのだ。

家というものを中心にし、使用人も含めて暮らし一切が成り立っている以上は、当主の振舞いが家業と家全員の浮沈に関わる。南北がここで言うのはこのことなのです。

また南北は別の個所で「家の者が物を無駄にしても叱るな。身働きをするのだから間食もさせてやろうではないか。もし自分が禁酒していても月に数度は酒を酌《く》み交《か》わし家の将来を頼め。だがおのれ一身は慎みを厳重に守る。万物を労《いたわ》って食を節せよ」と記していますが、これなどもまったく商家への諭しだと言えるでしょう。（修身録第二巻・十二）

しかしここでより注目すべきは、家の成員全員が慎みを守るということよりも、当主の慎みがより大切で、すべてはそこからだ、という考え方ですね。

これを南北の食の公理に当てはめると、個々の出世は個々の慎み次第ということに還元される。家とてもやはり個の集まりである。これをよく示すのが次の指針です。

南北相法修身録・二十六より

相の吉凶を不論《ろんぜず》。立身出世すべき事を自《みづ》から知《しら》んと欲《ほっさ》ば先《まづ》食を減じ是《これ》を厳重に定め見るべし。是を定め安きものは立身出世あるべし。若《もし》定め難きものは生涯立身出世なしと知《しる》べし。

夫《それ》食を定めんと欲する気に至るものは則《すなはち》心治り身を治るの本《もと》なり。故に其止《そのとどま》る処をしり是に止りて不動《うごかざ》るものは食定りて不動《うごかず》。

未だ道理にくらき人は食を定むといへども定めがたし。是を定むるを以て人の道といふ。

人相を見て吉だ凶だと言う必要などあらぬのだ。立身出世があるかどうか見定めるにはもっとよい方法がある。まず食を減らせ。そしてそれを厳重に定めよ。これを守る者には立身出世があろう。しかしそれができぬ者には、生涯かけても立身出世はないと覚悟すべきだ。

そもそも食を定め守ろうと発心する者には、すでに心の治まりがある。それこそが身を治めるもとになるものなのだ。だからその治まりに止まって動かざる者は、食もまた不動だ。

道理に通ぜぬ者は食を定めようにも定まらぬ。これを定めてこそ人の道に適うのだ。

子は家の宝

南北はこのように「食」によって、その人のなんたるかを「試みる」のですが、この話を面白いと思える人、なんなら試しにやってみようじゃないかという人は、たしかに南北の「慎みの法」に向いた人だと言えるのでしょう。

またこの節《せつ》には、物事の「定まり」というものが説かれています。食が定まれば心が定まり、心が定まれば身が定まり、やがて禄が定まり道を得るに至る。

こころを定めるのが先か、それとも食を定めるのが先かといった問題は、ここにも見られるようにやや曖昧な扱いになることも多いのですが、この両者の定まりが当人の出世と品格を決めるという見識は、おそらく南北の補助公理といってもよいものなのでしょう。

さて、個々人の出世発達というものについては、多くを第二章に譲るとして、はなしを家というものに戻しましょう。

南北が家と言う時、すくなくとも二つの面があります。ひとつは仕事場、つまり家業の在《あ》り処《か》としての家です。生きて働いて稼いで食べるための家。

そしてもうひとつが、親から子、子から孫へと続く、縁としての家の在りさまです。

江戸時代の当時の人にとって、この過去現在未来の三世を貫いて生死が連続する家代々こそ、幸せのひとつの「極わめ」でありました。家にとってはまさに子こそが宝となる。

この宝と食の関係を、南北はこのように述べます。

南北相法修身録・三十

子なき相あるとも若年より小食にして厳重に定めあるものは子なしといふべからず。

必ず宜《よろし》き養子あつて老年吉なり。

夫《それ》若年より小食にしてむだに喰はざればぶんげんの外《ほか》食天地に延《のび》る。此《この》食老に至り

て子孫をもつて我《われ》に満《みた》す。故に孤独といへども子あり。又其《またその》身死すといへども霊魂に食を与ふるもの有《あり》と知《しる》べし。又《また》富家といへども子孫なきものは老年貧者の如し。只《ただ》子孫は老年の食禄なり。

当人の人相を見て、もし子どもは得られぬ相だったとしても、若年より小食であり、その量やその三度の時に厳重な定めある者であらば、その判断はあらためねばならぬ。もし子が生まれてこなかったとしても、よき養子に恵まれ、幸福な老年をおくることとであろう。

若い時分から、天与の分限よりも減じた食によって暮らしている者は、その余りが天地に延びる。そしてその延びた食が子孫へと届き、その子孫が、あなたの老年の食を満たしてくれるのだ。だから孤独の相に見えても、子孫が食を届けてくれるというわけである。また死してのちもあなたの魂に食を供えてくれる。だから食に慎みある者は子孫から恵みを受けるというのである。

いくら富裕の者であっても、よき子孫に恵まれなければ老年となって窮することになろう。老年にとっての食禄というのは、食そのものではなく、なにより子や孫

──であると言ってよいのだ。

そして相からはじまった話は、いつものとおりかならず食に至る。この節もまたまったく『修身録』の定石と言えるものなのでしょう。

南北はしばしば「天地に徳が延び、その得はみずからに返る」という説明をしますが、ここでの南北は「食の慎みの徳は、子孫に延び、またそれはみずからに返り、さらに来世に延びる」と言っているわけです。

これを、旧態の家族関係とし、古い生命観と見なし、過去のこととしようとする考えもまたあるかもしれません。しかしながら人類は、生物として哺乳類に属する。いくら文明化し高度に電脳化し、家庭の役割が、産業化した教育や発達した社会制度によって置き換えられていったとしても、南北がここで述べようとする家、夫婦、親子の説話は、人類が人類であり人間である限りは、容易に退けられるようなものではやはりないのでしょう。

第三話　武家働人の食

大食もまた許される者あるべし

千人の顔を知る

傑作長編『桃太郎侍』で知られる、昭和の文豪山手樹一郎《やまてきいちろう》には、江戸の人相観を描いた時代小説があります。

主人公はからす堂と号する、若いすらりとした浪人者。深編笠をかぶり、手には「観相手相十六文」と竹竿に吹き流しの旗を持ち、江戸は神田川に沿う八辻《やつじ》ガ原《はら》の柳の木の下に立って日々観相の客を待つ。そして来る者を拒まずに相手をしますが、その十六文といったら、さっと食える「二八そば」が一杯でしかありません。

どうしてこんな引き合わぬことをするかといえば、からす堂がこの観相によって千人の人助けをしようと発願《ほつがん》をしたからなのです。そのわけは『十六文からす堂』シリーズをお読みいただくこととして、水野南北もまたおなじ「千人悲願」を誓ったことがあります。

しかしこれではなしがあべこべで、じつは山手さんは南北の行状をよく知っていた。からす堂のヒントは南北の生涯にありました。作品の連載スタートは一九四七年。南北に関係する文献を手に入れるのが、とんでもなく困難だった当時、はて、どうやって南北を詳しく知ったのだろうかと思いますが、山手さんはお酒を飲むにしても、南北の慎みある飲み方にならっていた時期がありますから、これはまちがいないことと思います。

ところでこの千人悲願ですが、それは南北が『修身録』を世に出す十年前のこと、高僧として知られた慈雲《じうん》から居士号《こじごう》を許され、その冥加《みょうが》のための施《ほどこ》しの観相だったのです。施しと言うくらいですから、南北は十六文どころか、見料をまったく取っていません。まさに悲願のゆえんですね。（南北相法早引・自叙）

南北の見料は金百疋《ひゃっぴき》。米の値段から推察すると令和五年現在の五万円ほどでしょうか。もっとも当時のお金のありがたみからすれば、十万円ほどの重みがあった。しかしこれでは、南北に見相を求める者も限られてくる。前述の「第二話」で触れたように、南北の判断のおおよそが、富裕な商家に向けられているのも当然の成りゆきでした。

しかし見料がないとなれば、身働きの者も、また貧窮の者も見相を乞うことがあったのでしょう。そのため南北ほどの人でもその見聞は広がった。『修身録』に田夫、働人、武家の食についての言及があるのも、この経験があってこそのことで、それどころか千人悲願がなければ『修身録』は成り立たなかったのではないか。そうわたしは考えています。

さてその南北は、武家の食についてこう述べています。

南北相法修身録・四十

武家の輩《ともがら》強食《がうしょく》をなす事は論じがたし。夫《それ》治世に於て国家を治る事は神儒仏の三道にあれども乱世は修羅《しゅら》を以て周《あま》ねく悪鬼をたいじ天下を治む。則《すなはち》武家は修羅道にぞくす故に強食にしてさだまらざる事あり。

夫《それ》国家乱れ天下の為に戦ふ時は食せざる事ままあり。故に脾胃《ひい》をひろげよけいに食する事をつねとす。是《これ》皆私《わたくし》にあらず天下の為なり。

是《こ》を以て強食をゆるすといへども誠《まこと》ある武士は食厳重に定《さだめ》あり。然《しかれ》ども又《また》ゆるし喰《くら》ふ時は大に食す。是《これ》を武士の上相とす。必ず心量よけいある人なり。

一　武士として君に仕える者が強食するとも、一概に論ぜられるものではない。平時に国を治めるためには、神道、仏教、儒学の三つがその根本となる。だが乱世はちがう。修羅《しゅら》である。武の力によって悪鬼どもを平らげてこそ天下は治まる。武家は修羅の界に住まう者だ。食が人間のように定まらぬとて当然であろう。

国家が乱れ、天下のために戦う時は、食を欠くことさえ多い。だから胃袋を拡げて腹を大きくして、喰らえる時に喰らっておくのも当然のことだ。これは天下のための食であってわたくしの食ではない。

しかし武家がいくら強食を許されるからといっても、誠ある武士は食に厳重な定めを持つものだ。だが許されたとなったら大いに喰らう。これがまさにすぐれた武士の姿であって、その心量のほどもまた豊かであると言えよう。

腹が減っては

「武士は食わねど高楊枝」というのは平時のことであって、「腹が減ってはいくさはできぬ」が武士の本質ということになるのでしょう。けれども話はそこにとどまらずに、その背後の理というものを南北は考えている。それを「修羅」によって説明しようとしていますね。どんな時も生死の境に在るのが武家の「業《ごう》」であると南北は見ます。そういう者の大食こそは、天下のためのものであって、徳ですらあるのだと。

ところがこの「修羅」には障りが出ました。「修羅の界だと言うが、それでは武家は人間の住む世界より下で生きていることになるではないか」というわけです。当時これは罪に問われかねない表現だった。

ですからこれには配慮がなされました。当初「武家は修羅道にぞくす故に」とあったのがのちに「武家は天下を治《おさむ》るの器《き》なるが故に」と置き換えられます。武家が天下のための武家であることを、つまり天下の主役であることを、あらためて強調したのですね。

しかし南北の考えの根本は変わらず、やはり武家に大食は必要だと言う。「食を慎む時は十分に慎み、しかし月に一度か二度、粗食で大食をして腹を拡げておけ。そうすれば、忠勇に悖《もと》ることはあるまい」。これなども、武家に対してかなり高所から物を言っていますが、こちらの方の手直しはありませんでした。（修身録第一巻・四十）

武家にとっては大食もまた必要な身のたしなみであり、鍛錬そのものであるのだと南北は考えていたのでしょう。そして武家として生涯をまっとうするのはこれが一番であり、またこのことでこそ加禄も望めるのだと南北は諭すのですが、この論法は、身働きで暮らしをたてる「働人」においても、ほぼちがいがありません。

南北相法修身録・四十三

働人《はたらきど》は強食《がうしよく》にして日々天地に食物の借を生ず。故に生涯働《はたらき》終るなり。是《これ》に依《よつ》て分限より大食のものは生涯出世なく身をつかひ終るなり。

夫《それ》働人は日々強く働くといへども是《これ》皆己《をのれ》が働くにあらず。即ち食ぼさつの働き給ふところなり。ゆへにごうしよくをなさざれば其《その》働きをなす事あたはず。是《これ》皆食ぼさつの徳に依て妻子をはごくむ。可恐《をそるべき》事なり。

故に働くとも其《その》恩を思ひ食を定むべし。尤《もつと》も働き強く延《のび》るに随《したがつ》て又喰《くら》ふとも罪なし。又《また》働かざれば小食に定め尚《なを》美味を食すといへども慎しんで多分に食せず如是《かくのごとく》慎しみ行ふ時は長く働きを不為《なさず》立身出世あるべし。

又働人《はたらきど》より立身出世あるものは皆如是《かくのごとく》の慎しみ有《ある》人なり。予数人《すにん》ためしみたり。

身働きの者は強食である。ゆえに日々天地から食の恵みを借りている。そのために身働きの者は、老齢に至るまで働きを続ける。

身働きの者は日々力働きをする。だがこれはその当人が働いているばかりではない。なにより食物という菩薩《ぼさつ》が働いて下さっているのだ。だから強食をしなければこの働きを得られず、すべてこの菩薩の徳に依って妻子を育むことができるのである。じつに恐れ多いことだ。

ゆえに働くにおいてはその菩薩の恩を思い、食には定めがあるべきなのだ。働きが多ければ、それに合わせて多く喰らうとも罪はない。だが、からだを使わぬ日は食を減じて、もし美味の物があったとしても、慎みを第一にして慾を張らず、この行いを続ける時は、年齢がゆくとともに身働きから次第に離れることとなろう。立身出世があって当然である。

身働きの身の上から立身出世があった者は、すべてこのように慎み深い者ばかりであって、またこのわたしの勧めによってそれを成就した者もあったのだ。

身働きの者には、決まった禄というものがありません。ここがつらいところでしょう。日々働き続けなくてはならない。しかし「君臣」といった、生死にも関わる強い結びつきに縛られてはいない。武家とは違ってそれなりの自由がある。ですから南北は身働きの者にこそむしろ立身出世を勧めていたのです。

またここで南北は「食菩薩」と言っていますね。南北は、食は地の徳、地の徳は仏の徳だと観じていましたから、食と菩薩を結びつけることもまた南北の中では自然でした。

観相に身を投じてのちの南北は、自分の一生を「行」だと思い定めていたのだとわたしは思う。そして『修身録』以後の南北は、生きることも食べることも行、そのことによって善を求めることは菩薩行。ゆえに食に菩薩の姿を見ていたのでしょう。

身働きでもないのに強食大食は悪。しかし正しい食以上に貴いものはない。食は本来のところ善である。働くに必要な食を食べることはもちろん善。食によって善を積んで、なお食を慎んで徳を得て、その徳をもって立身出世せよ。

南北のこの考えの筋道は、武家、田夫、働人にかぎらず万民に共通のものであって、ゆるぎがないものなのです。

第四話　食の乱れが万事を乱す

食定まれば心定まるべし

車のガソリンと人の食

南北の食の法で大切なのは粗食と少食です。そして一番はまちがいなく少食です。当人のからだに応じた、当人の働きと当人の身の程に見合った食事。そしてそれよりもわずかに少ない食事が、おそらく理想の糧なのでしょう。

けれども必要量を下回れば人は動けなくなる。働くこともできないではないか。そういう疑問は起こって当然と言えます。

この問いに対して『修身録』は直接の答えを用意していません。しかし推測が利かないものでもない。

南北はある時「養生とは」と訊ねられて次のように答えています。「食事の慎みがなによりだが、眼、耳、鼻、舌、そして身体と意識の感覚を休める。この休息は、ほんの短い

時間であっても、じつにためになるものだ」（修身録第三巻・二十四）

この「眼耳鼻舌身意《げんにびぜつしんい》」は仏法で言う六根《ろっこん》のことですが、南北の求める慎みとは、食の慎みだけではなく、からだの感覚も、尖らせることばかりはせずに、時に丸めて慎んだものにしておく。そういったものなのでしょう。そして、からだそのものについても、自然に反した動きを求めることはまずありません。断食《だんじき》も原則のところ認めない。

南北の考えはこうだったろうと思うのです。つまり無用に食わねば、次第に無駄に動くことも少なくなる。食を節し、動きも節せよ。からだを守り、からだを変えるのだと。

やや荒っぽいたとえですが、これは車の走行距離と似ている。ガソリンを内燃機関に無暗に食わせることなく、そのエンジンの回転数も一定にし、無用に走ることもせず労ってやれば、車の耐用年数も自然と延びる。やはりからだもおなじです。

またこの少食の利とともに南北が力説するのが、食を定めるということ。つまり定食《じょうしょく》です。日に三度を守り、その一度の量を守って間食に手を出さない。そしてその三度の時を定める。

南北相法修身録・十

食に不同《ふどう》ありて不定《さだまらざ》るものは相大に宜《よろ》しくとも凶なり。物《もの》定りて定まらず身の終り覚束《をぼつか》なし。不慎《つつしまざれ》ば生涯安堵なりがたし。事《こと》八九分にしてくずるるなり。

食が不同不定である者は、相というものが大いに良くとも凶運である。物が定まると見えて定まらず、身の上の納まりもまた見通せぬ。その上に慎みがなければ一生のうちに安堵する時もあるまい。事が成りそうに見えて、あとわずかだ、八九分だといったところで崩れてしまうものだ。

少食が、まずからだを守るためのものであるとするならば、この定食は、事が成るか成らぬかに関わる。むしろからだの外側を調えるものだと南北は見定めていたのです。こころが定まれば食が定まる。またこころの定まりは行いを定める。この筋道です。ではこの筋道から食が外れて不定になれば、いったい何が起こるのか。

南北相法修身録・十八

食常《つね》に定め有《ある》人自然と食乱れ不同あるときは必ず変あるの前表とするべし。はやく厳重に極《きはむ》るを吉とす。
すでに家内混雑して心乱るる時は食自《をのづ》から乱れ不同あるが如し。是《これ》難有《あつ》ての後《のち》なり。未だ難あらずして食乱るるは難あるの前表なり。

日頃から食の定めを守っているはずの者に、ふと食の乱れが生じたとすれば、これは変化の起こる前ぶれと知って、早々に食の定めを戻して厳重にするがよい。だがすでに家中が混乱して、皆の心が乱れている時に、食に乱れと波が生じてもこれは当然だ。すでに難儀があっての後のことだからである。

だが難儀もない暮らしぶりながら、不意に食が乱れはじめたのならば、これはその予兆であるのだ。

食事から予兆を読む

「血相を変える」という言葉があります。いまこの言葉を漢字にして目で見てみると、これがまさに人相から来た表現だということがよくわかる。この血相といいますか、顔に現れる「気色」「血色」を読むのがまさに観相の妙であり、南北はその名人でありました。しかし『修身録』以後の南北は、顔の微妙な現れを読み取るよりも、当人とその周りの者の食の相を見定めることに専念します。そしてその大事な瞬間を捉えようとする。これは気色血色の見定めと、きわめてよく似ているのですね。気色血色は、時に示唆《しさ》するようにあらわれることが多いからです。

しかし、このように移ろってわずかな間だけ見えるものが存在する一方で、次のように時間の経過とともに蓄積されるものもある。

南北相法修身録・二十八

中年より初老に至るといへども食いまだ定まらざるものは時々損失災《わざはひ》あつて引もどさるる事あるべし。

夫《それ》食は気に准《じゆん》ず。心不治《おさまらざ》るがゆへに食不定《さだまらず》。己《おのれ》日々の食だに不同《ふどう》あれば諸事不同ありて順ならず。故に損失災《わざはひ》を生ず。是《これ》を以て人は食を定るを本《もと》とす。食定《さだま》る時は気自《おのづ》から静《しづか》なり。気静なれば心自《おのづ》から治《おさま》る。故に災《わざはひ》を生ずる事なし。又《また》

心治れば家治《をさめ》る事自からやすし。

中年より初老に至ってもなお食に定まりがない者は、時に損失を生じ、また禍《わざわ》いに遭い、築いた立場から引き戻されるといったことになるものだ。

食というものは当人の気持ちにしたがう。だから食が定まらず、日々不同があるようでは、諸事にもまた不同があって順序を失う。だから損失と禍いを負うことになるのである。この例のごとく、人は食を定めることこそ、その根本である。

食が定まれば気はおのずから平静である。気が平静であれば心はおのずから治まりを保つ。されば禍いを禍いとすることもなく、そもそも心が治まる者は、家を治めることも容易なのである。

この節を見てもわかるように、南北は、食の定まりと心の定まりをつよく関係づけて見ています。やはり「食」の定まりが先か「心」の定まりが先かということはそれほど重要なことではないのでしょう。ただ相互の乱れが積み重なって中年に至るともなれば、それぞれを糺《ただ》すのはもはや容易ではなく、もつれを解くのもむつかしい。

南北の『修身録』の総体を見まわして、人の年代の呼称の定義を試みると、およそ三十以降が中年、四十からが初老、五十が老、六十は極老ということになるのですが、二十代と同じだけ飲食していては太ってしまうことが必定の中年以後になっても、まだ食に定まりがないというのは、やはり一生の運を逃してしまうということにもなりかねない。

そして次の節は、その食と心の定まりが人のおおよそを決めるという、注意と勧奨の短い言葉です。

南北相法修身録・十四

食定有《さだまりある》ものは身治《をさまり》て心不動《うごかず》。心動ざれば諸事大低《たいてい》調《ととの》ふ也《なり》。

——食に定まりある者は、身に治まりがあり心は不動である。心が動かなければ物事のおおよそは調うものだ。

またこの見立てを、吉凶で説明すると次のようになる。

南北相法修身録・九より

小食にして厳重に定めあるものはたとへ貧悪の相あるとも相応の福分有《あり》て寿を司《つかさど》る。諸事大低《たいてい》調はざる事なし。老年吉なり。

少食であり食そのものにも厳重に定めがある者は、もし貧悪の相をしていたとしても、それなりの福を得て長命となる。物事が立ち行かなくなるということもまず起こるまい。恵まれた老年を得ることになろう。

この「貧悪の相あるとも」という言い方は、第一話で述べた「食の公理」と同一線上にあるものです。つまり「持ち前の相が凶であっても食の分限を守れば吉」という公理を、ここでは「持ち前の相が凶であっても食に定まりあれば吉である」という具合に置き換えればよいわけですね。

食定まって禄定まる

そして南北の考察においてこの置き換えは、際限なく応用が利きます。南北は「禄」の判定もまた、この食の「定」と「不定」によって行う。

南北相法修身録・十六
人品《じんぴん》宜しくして身治り禄極《きはま》りたるやうにみゆるとも三度の食不同ありて不定《さだまらざる》ものは禄未《いま》だしかと定まらず。故に心身未だ安堵ならず。
夫《それ》禄は食に応ず。食厳重に定まらざれば禄厳重に定まる事あたはず。故に身の治り未だ安堵なさず。猶《なを》ゆくさきくらきが如し。

その見た目にも品格がうかがえて、俸禄にゆとりがあるように思われる者であっても、日々三度の食事に波があって定まっておらぬのであれば、禄もまた定まりなしと見るべきである。したがって真の心身の落ち着きというものもあらぬのだ。
禄は食の在りように応じている。食が厳重に定まらぬようであれば、禄も厳重に定まることを得ず、身もまた治まりを見せておらず、先行きはなお暗いと言うべきであろう。

この節に見える「人品」というのは、人相のことを言っているのではありません。今で言う「貫禄」のあるなし、または「押し出し」というものにおそらく近い。つまりみせかけの「貫禄」であり、それははったりの「押し出し」だという事です。

南北の言う「一生の持ち分の食」という考え方は、この禄にもまた当てはまります。およそ俸禄を貰うような身分である者は、いくら見せかけが良く見えても、食の慎みという内実が伴わなければそれは虚となる。

そもそも禄というものはあまり変動しないもののことです。波の大きい「儲け」とは違いますが、それでも南北はこのように諭します。「食に定まりがあるという者でも、わずかにでも不同があるようなら、禄もまた同じように不同が生じるものだ。食が動かなければ禄も動かず。これが食禄というもののまっとうな姿である」（修身録第一巻・十四）

ではそれでも禄を殖《ふ》やそうとすれば、いったいどうすればよいと南北は言うのか。

そのためには、食の公理の通り、食を少食で安定させることが必須であろうことは、ここまでお読みいただいた方には、十分に得心いただける内容であると思います。

第五話

食の驕りは身の驕り

表を飾る者は裏に徳なしと知るべし

驕りと慎み

南北は「驕《おご》り」というものを嫌います。

行いの驕り、言葉の驕り、また外見にあらわれる驕り。これはすぐに目に見え、耳にも聞こえる驕りの在りようですが、南北はこういった人と人との間に起こる驕りと同様に、人が物と関わる際に起こる驕り、とくに食にあらわれる驕りを許さない。

たとえば、さきほど第四話に登場したばかりの「人品宜しくして身治り禄極りたるやうにみゆる」けれども、実際には食に乱れがあって、禄も定まらぬ男などは、外見を驕って偽《いつわ》る者と分類されてしまう。

南北はこういう者のことを「表を飾る」者だと言う。

南北相法修身録・二十

形容《すがた》厳重に見ゆれども食乱れ不同あるものは心厳重にあらず。必ず表をかざる人なり。
夫《それ》食を厳重に定る心あれば即《すなはち》心厳重になり是《これ》に随《したがつ》て形自《をのづ》から厳重にそなはる。いまだ心厳重ならずして形《かたち》厳重なれば是《これ》いつはりかざる人なり。

見た目の姿は厳重で堅実な者であっても、食に不同があり乱れある者の心の実際はそうではない。表向きばかりを良く見せて飾り立てている者である。
食を厳重に定める心があれば、すなわち心も厳重であり、これにしたがって姿も厳重である。しかし心が厳重に至らぬまま、形ばかりが厳重に見えたのだとすれば、これは表を偽って飾っているのである。

この「表を飾る人」は、人を惑わすのだと南北は言うのです。そして「表を飾る者には徳が備わるように見え、またその偽りの徳が富裕であるかのようにも見えてしまう。さらには華々しい食でもって耳目を集めはするが、しかしその当人の人気は長続きはしない。

結局はこの驕った食によって身を滅ぼすことになる」のだと。(修身録第三巻・十六)
人間というものは、ただひとりで驕ることはまずできません。周りに人があるからこそ驕りというものが起こる。表に向かって驕り、そして飾るというわけですね。
南北は「食を治めれば心が治まる」と言うのが普通です。南北が説諭する時、まずこの筋道が本線になる。しかし人間に驕りという気持ちがある時はこの動きが逆になります。人との交際において生ずる驕りが、当人の食を乱すのですね。その驕りが、無用の誇らしさにまで至る例を次に示しましょう。

南北相法修身録・十九より

家督相応に定り有人《ある》といへども友集りて美味にほこる事《こと》日々にして慎み難きは家亡《ほろ》ぶるの時至《いた》りたると知《しる》べし。

確かな家督というものを有する者であっても、友達同輩と寄り合っては美食に耽《ふけ》ることを誇り、慎みなくこれに浸る日々を続けるようにもなれば、その家も滅ぶ時が近づいていると言えよう。

ここで美味を誇る人というのは、おそらく富裕の人のことなのでしょう。それができるだけの、ゆとりあるはずの人も、友と驕るうちに徳を失くして落ちぶれてしまうのだと、南北は言う。

南北はこのように会食の美食を排斥《はいせき》するのですが、これは会食が自然と美食に傾くということを言っているのではないかと、わたしは考えます。

その理由はと言えば、南北はこんな珍妙なことを述べているからです。「たとえ遊郭《ゆうかく》に出かけて行くとも、食の慎みさえ守れば罪は無い。放蕩《ほうとう》散財したとてそれで家がつぶれることもあらぬのだ。粗食と少食さえ守れば富も長命も得る。ともかく食をこそ慎め。もし魚を食するといっても、それは塩魚が許し得る限りだ」（修身録第二巻・十三）

花街に行くもよかれども

どんな華美なところに行ったとて粗食に徹せよ。塩で干した魚以上の美味を求めてはいけない。つまりナマの魚を食べるなどは、まったくあり得ないことだと南北は言うのですが、当時のこと、嶋原《しまばら》の揚屋《あげや》であろうが花の吉原であろうが放蕩散財に出かけて、そんなつましい食事で済むわけがない。

これは会食でもおなじことでしょう。苦楽を共にすることを「おなじ釜の飯を食う」と言いますが、会食というものは、その豪華版にほかならない。同じ美食を横並びに、同じ時にするのが会食であり、そこで人は、人生の華の時を感じて打ちとける。

その会食の持つよき役割はともかくとして、要するに南北には、驕りに満ちた場所に行くべからず、という考えがあった。

そういう華美な場所では食も驕りに傾く。つまり食の慎みを守ろうと念ずる限りは、派手な会食や遊郭などから、自然と足が遠ざかるはずである。南北の意図は、おそらくこのあたりにあったのでしょうね。南北がここで、遊郭に行ってもよいぞと言うのはおそらく軽い偽りで、ぜひとも言いたかったのは「塩魚」のたとえであり、つまりそういう人を驕らせる場所には行くべからず、に他ならないのでしょう。

では、驕りをとことん省いた食と生活は人に何をもたらすのか。次を聞きましょう。

南北相法修身録・三十六より

発達の相ありて食相応に定りあるといへども日々の膳部《ぜんぶ》分限より驕るものは発達ありといふべからず。

夫《それ》日々の膳部は己《をのれ》が分限其《その》禄に応ずるものなり。ゆへに食に於て驕り満《みつ》る時は禄満《みつ》る事不能《あたはず》。自《おのづ》から欠《かく》るなり。又《また》食を欠く時は禄自から満るなり。

是以《ここを》て諸侯といへども年を限り倹約を守る時は内に禄自から満る。是《これ》天禄延《のば》すゆへなり。

将来に発達の見える相貌を持ち、食にもそれなりの定まりがある者であっても、日々の膳が分限より驕る者は、発達というものがあると見てはならぬ。

日々の膳というものは、おのれの実入りや立場というものに合っていて当然なのである。だから食が驕って満ちれば、その分だけ禄は欠ける。一方、食を欠く時は禄が満ちてくる。

したがって武家の高位たる者であっても、向う何年間と年を区切るなどしてその間を倹約に励む時には、禄は自然と延びてくる。これこそが、生まれ持ったる天禄

――をさらに大きくする方法であるのだ。

すでに示した通り、南北はこう豪語します。「食の多少さえ見極めれば、その当人の将来の吉凶、つまり寿命、富の有無、出世など一切のことは判る」（修身録第一巻・巻頭）

これなど、あまりにも単純化されドグマ化した言葉ではありますが、この「食の多少」による見極めの原理を、この場面の南北は「食の驕りの有無」という見極めに置き換えていますね。「食の驕りの有無」によってその当人の「禄」を判定している。これもまた、この章の第一話に示した「食の公理」の展開応用だと言えるものなのでしょう。

南北の言に拠《よ》るならば、この「驕り」というものは、まったく危険に満ちている。食の驕りは当人のからだを朽《く》たらせ、やがてその驕りは外にも出て、当人の立場さえもあやぶませる。「富貴の相貌を持つ者であっても、心の誠を失えば刑罰に遭う者さえいるのだ」と南北は警告していますが、これなども、きっと驕る者の末路を指して言っているにちがいないのでしょう。（修身録第二巻・二十三）

ただ南北は、外見に相応の美を持たせることは勧めています。慎みのある交際、また最低限の交接の要のなんたるかをこう説いているのです。「外見は陽である。この外側を、持ち前以上に美しく見せようとして表を飾ると、労苦が起こる。すると内側の徳が痩せるのだ。飲食は人の内側にあるものだ。これは陰である。だからどれだけ慎んでも外には見えぬ。これが陰徳というものだ。しかし衣住の外見を相応に美しく調えておくことは当然のたしなみであり吉である」（修身録第三巻・十六）

ここで南北は「陰徳」なるものについて語っていますが、この陰徳とは、はたして何かについては、第二章でゆっくりと述べたいと思います。

目のもてなし

仏法では「顔施《がんせ》」という言葉があります。「和顔施《わ》」とも、また「和顔」ともいいますね。これはまったく驕りの美ではなく、柔和さによって、人の目を寛《くつろ》がせる思いやりの美というものなのでしょう。

たとえば庭というものについても南北は、顔施とおなじように考えていました。

庭そのものについては「その庭の楽しみによって人の暮らしが痩せるから」と否定的で

はあるのですが「地位ある人を招く必要のある大家であるのなら、庭があっても当然であろう。しかしそれは相手を楽しませるものであって、自分の楽しみにするものではない」と言っています。（修身録第一巻・六十八）

このように南北は、華美の美は退けても、人の礼としての美まで追放しようとはしません。これはちょうど、南北が儒者は嫌いでも、礼を重んずる儒学というものには価値を認めていたのと、一対であるとわたしは見ます。

ところで観相家として門人に相法を説く南北には、ひとつ口癖のようなものがありました。それは「考《かんがう》べし」。

たとえばこんな具合です。「面豊なる者は意ゆたかなり。深考《ふかく》べし」

このいまの例は『修身録』ではなく『南北相法第二巻』にあるものなのですが、とくに相法の伝授などの際、原理はひととおり伝えたから、あとは各自が場数を踏んで独学自得せよ、という場面で出てくる言葉がこの「考べし」でした。

食については、南北はまさに断言の人だった。そして多くの例を『修身録』に残している。ところが人と人の交接であったり、衣住の慎み方や物の扱いについては、けっして細かに記しているとは言えないのです。

『修身録』がなにより食の慎みの書であったことを思えば、これは当然のことではあるのでしょう。しかし食以外の場面での「驕り」または「慎み」が人になにをもたらすのかという原理そのものについては、簡素ではあるにせよ、十分に示されていると思うのです。

この原理を延ばし、解釈を適宜拡大し、また物事を個別に推察して、現代のわれわれの身辺にあてはめることもまた可能でしょう。

まさに「考べし」です。かならずしも南北に頼り切る必要はありませんし、考察の範囲を食にのみ止める理由もありません。なにより『修身録』には、そのためのヒントが山のように込められているのですから。

第六話　倹約と物の循環

万物の徳を天地に延ばすべし

江戸の倹約思想

『修身録』には「倹約」という語がしばしば登場します。しかし当然のことではありますが、この倹約は南北の専売ではありません。それどころかこの倹約の思想には偉大な先人がいました。みずからの考えを善と信じ、それを万民に広めた石田梅岩がその人です。

梅岩の思想は京の街で育まれて、のちに心学《しんがく》という呼び方で知られることとなりますが、その梅岩と南北とは、生涯を接してはいません。南北が生まれたのは、梅岩が没して十数年後のことでした。

さて、もとが商人であった梅岩は、相手の身分に関わらず、老若男女あらゆる人に無償でこの教えを説いていました。そこから優れた門人が育ち、その門人もまた広く教えを説いた。そして時代が下るにつれ、彼らはなおなお砕いた言葉で説くようになってゆきました。その根はじつに強く張られていたのです。

ですから梅岩の後輩である南北が、あらためて倹約という言葉で事象を説明しようとした時、上方では、多くの人にその説を受け入れる下地が、十分にあったというわけです。梅岩の「倹約」の説に限らず、町のすくなからぬ者が、論語や、貝原益軒の『養生訓』の一節を知っていて、それがおりおりの話題に出る。これあってこそ南北は自由に自分の発想を育てて、人にも説き、そして『修身録』を刊行することができたのでしょうね。

ところでその南北の「倹約」の説ですが、まるで梅岩の説を承《う》けたようなところがあります。

たとえば梅岩が言う「一日に米四合食ふ者《ひと》が三合を以《もっ》て足れば残る一合を世界の助《たすけ》と成る」つまり、一日八杯ほどの飯を食う者が、六杯で満足すれば、二杯が世間世界の人を助けるではないか、という説諭など、もし『修身録』の中に置かれてあったとしても、まったく不自然な感じはしないでしょう。（石田先生語録・一）

しかしその目指すところには、ちがいがあります。梅岩は倹約したものを実際の世界そのものに返そうとする。梅岩の倹約は実利を第一にはしない。その行いによって、まず人の心を正そうとする。

「倹約をいふは他の儀にあらず、生れながらの正直にかへし度為《たき》なり」「此《この》正直行《おこな》はるれば、世間一同に和合し、四海《しかい》の中《うち》皆兄弟《けいてい》のごとし。我願ふ所は、人々ここに至らしめんため也《なり》」。つまり梅岩の倹約とは、こころが本来持つはずの正しさのあらわれであり、ひいてはこれこそが人間の目標であるというわけです。（斉家論《せいかろん》・下）

ところで右の節で梅岩は論語の「四海兄弟」を引いていますね。たしかにこれは儒学にも沿った考え方であり、世間を重んじた人間主義かつ理想主義だと言えるものでしょう。しかし南北の倹約説は、倹約した物を、人にではなく、まず天地に戻すのだとする。ならば南北の倹約の説も、なんらかの理想主義なのかと言えば、いささかちがう。天地を優先しているのだから、人間主義が希薄なのかと言えば、これもちがう。南北の倹約説は、梅岩よりもむしろ実利を目的とし、ほとんど開運論に近いものです。

南北相法修身録・三十四

貧窮にして尚《なを》短命の相ありとも慎み深くして分限より食すくなければ短命といふべ

からず。尚貧にあらず。
夫《それ》慎み深きものは食は勿論《もちろん》万物を無用に費す事なし。以て分限の外《ほか》食万物《ばんもつ》自《をのづ》から天地に延《のび》るなり。
是《これ》に随《したがつ》て命福《めいふく》自から延る。是を以て貧窮短命の相あるとも慎み深くして倹約を守るものは相応の福分ありて命《いのち》長し。

その持ち前の相に、貧窮と短命を見せる者であっても、深い慎みを持って、食を分限以下に切り詰めて暮らす者ならば、短命であると読み取ってはならぬ。そしてその者が貧に追われるということもあるまい。

そもそも深い慎みがある者は、食は無論のこと、万物を扱うにおいても無理無体に使い果たしてしまうことはせぬのだ。ゆえに持ち分の食以上の食、また持ち分以上の物が余り、それがさらに天地にも延びてこの世界に残るということになる。

この天地に延び余った食と万物の徳によって、みずからの福と命も延びる。たとえ貧窮短命の相の者であったとしても、慎み深く倹約を守る者には、行いに応じた福がやってきて、命もまた長いのはこのためだと知るがよい。

梅岩の理想と南北の現実

このように梅岩と南北を並べてみれば、南北の現実主義がよく見えてきます。また現実主義である以上は、やはり人間主義でもあるのだと言えるでしょう。

また南北は「倹約」という語よりも「万物の徳」という言い方で、物のありがたみを説明することを好みます。そしてそれは「万物の徳を知る者は、この世の理というものを究めるであろう。またこのことによってより万物の尊さを知る。だからなお万物を無用に費やすことを避けるようになるのだ。このようにして倹約を守る者は、やがては神のお気持ちに触れて恩恵を得る」といった表現となるわけです。（修身録第四巻・二一）

その万物の中でももっとも尊いものが食物である。これは南北の大前提ですが、この世界では、食のみならず、万物が人のためにさまざまな「要用」を果たしている。

もし食の慎みにまちがいがあると、当人にそのまちがいが戻ってくる。これと同様に、物には物の性《しょう》というものがあって、その物の性に応じてさまざまな因果応報があるのだと南北は言います。その中でも南北が特に注意を促すのは「水」と「火」です。

南北相法修身録・四十七および四十八より

水を無用につかひ費すものに長命なし。若《も》しあれば次第に貧す。尚子《なを》に縁薄し。老年凶也《なり》。

燈火《ともしび》あかきを好み無用に油を費すものに長命なし。是《これ》を慎む時は命《いのち》長し。

水を無用に使い果たす者に長命はない。もし長生きしたとしても、次第に貧しさがつのって、また子孫との縁も薄くなり、凶運の老年を迎えるであろう。

また明るい灯火を好んで、必要もないほどに油を使い果たす者に長命はない。しかしこの灯火も、その慎み次第では長命を得るであろう。

この灯火については、なにかよほど印象深い見聞があったのでしょうか。序章でも触れましたが、南北は人のいのちを、灯火の灯芯と火皿の油にたとえた話を『修身録』以前にも記していましたね。(南北相法後篇第二巻)

人には人相ばかりではなく「行いという相」がある。そしてなにより大事な相とは、食という行いの相である。これが南北が『修身録』で達した相法というものです。人相以上に、当人の食の相、当人の物の扱いという行いの相によって、その当人の行末を見極めようとする。

それはたとえばこういった具合です。「物が新しい内は大事に使うが、古くなればだんだんと見放してしまう。こういう者には心に誠というものがあらぬのだ。物だけでなく、老いた人間もまた同じように粗末にしてしまうものだ」（修身録第一巻・六十五）

またこんなことも言う。「あなたは人から顧みられないと嘆く。しかしあなたは物を気楽に捨てるであろう。たしかに物に心はないだろうが、だがあなたにその不徳があるがために、周りの者はあなたを捨ててしまうのだ。それだけではない。物からも背かれて、物が人を見捨てることもまたあるのだ」（修身録第三巻・二十五）

物もまた成仏す

そして南北は、当人が物とどう向き合ってきたのかということが、その者の終末を決めるのだ、とさえ述べています。

南北相法修身録・六十三より

斃《のたれじに》死の事は人已《のみ》にあらず万物《ばんぶつ》悉《ことごと》く有《あり》。故に慎み悪《あし》くして万物を斃死の如く麁末《そまつ》にとりあつかふものは自然と其《その》縁を求む。故に終《つゐ》に困《くるし》みのたうつて死す。是《これ》を斃死といふ。

夫《それ》草木《さうもく》の類《るひ》は火に遇《おふ》て灰となり土に帰《かへる》を成仏といふ。是《これ》草木の終《おは》り宜《よろし》きなり。

又《また》麁末になし或《あるひ》はけがれ有《ある》といふて廃《すつ》る時は忽《たちま》ち土に帰る事不能《あたはず》。朽腐《くちくされ》しやれ骨の如くなりて本来に帰り難し。是を草木の斃死といふ。

若《もし》けがれあらば水を以て清め是を焼灰《たきはひ》となすを以て陰徳といふなり。是誠《まこと》の陰徳なり。如是《かくのごとく》の人は誠に眠るが如くに死す。

又《また》食物の類《るひ》は青草に至るまで人に食《くは》れ屎《ふん》と成《なり》て土に帰るを成仏といふ。是終宜《おはりよろし》きなり。

猶《なを》是を麁末にして廃《すて》る時は忽ち土に帰《かへり》難くとけ腐《くさり》見ぐるしくして人にきらはれ是を食物の斃死といふ。

尚《なを》食物の類は赤葉に至るまで製《せい》して是を食するを以て陰徳といふ。又《また》万物の徳を知り日々此《この》徳を積むものは終《つい》に徳者と成《なる》なり。世に多く大徳《だいとく》の人ありといへども生れながら徳者にあらず。皆己《おのれ》より積たる処の徳なり。自然の徳にあらず。

野垂れ死というものは、人に起こるだけではなく万物すべてにもあることなのだ。ゆえに物の扱いに慎みがなく万物を粗末にし、まるで野垂れ死させてしまうような者は、みずからそういう縁をつくる。苦しみのたうつような終末をむかえる。これが人の野垂れ死というものだ。

草木の類《たぐい》は、焼かれて灰になって土に帰ることが成仏である。草木の終りよろしきとはこれである。

しかし粗末に扱って、穢《けが》れたものだと避けるように捨ててしまうとなると、土に帰る道が断たれてしまう。腐ってしまって行くことも戻ることもできず、まるで野《の》晒《ざら》しの骨となる。これが草木の野垂れ死である。

もし穢れがあると言うなら、水で洗い清めてから火でもって灰にしてやる。これが陰徳であり、この真の陰徳を施す者は、安楽に眠るような死をむかえるものだ。

そして食べ物ならば、葉っぱの切れ端に至るまで人に食われて糞となって土に帰ることを以って成仏したと言えるのだ。食物の終りよろしきとはこれである。

これを粗末に扱って捨てるならば、まったく土に帰ることができず、溶け腐って見苦しく、そうなれば人も近づかぬ。これが食物の野垂れ死である。

食べ物ならば、色が赤くなった葉であろうがなんであろうが、手を加えてすべてを食べ切るのが陰徳である。

このように万物の徳を知り、この徳を大切に積み続ける者は、ついには徳者となろう。世に大徳と呼ばれる者は少なからず。だが生まれながらの徳者というものは一人もおらぬのだ。すべては徳を積んだからこその徳なのだ。天から降って来た徳、地から湧いて出た徳など、そんなものはどこにもありはせぬのだ。


江戸時代の人は、老若によらず、いつ死がやって来るかわからない。しばしばそれは不意に訪れる。またどこでどう死ぬのかわからない。どうにかして不様《ぶざま》な死は避けたいと強く願う人は多かったのでしょう。

この、自分の死というものはわからないものだ、ということでは、今も昔も変わりはありませんが、現代のわれわれは、もし病気になった場合、予後については江戸時代の人よりもはるかに多くを知っている。この差は歴然としたものがあります。

この節の南北の解き明かしは、野垂れ死について熱心に問うた人があったからでした。そのために長々となったのでしょう。しかし南北にも、人の行いと死については、諸々言いたい気持ちがあって、それがこのような形で『修身録』に残ったのだと思うのです。

ところでこの場面で南北は「成仏」という言葉を使っていますね。この成仏というものの見方から、人や物の野垂れ死、つまり無縁のみじめな見放された死というものを説こうとしています。しかし恐ろしい死にざまを見せる一方で、徳者となる道もまた示す。

この第六話の最初に述べたように、梅岩の倹約の考えは、儒学の教えにも沿ったものでした。しかし南北が倹約の在り方、つまり万物について説明しようとする場合には、かならずその背後に仏法があります。梅岩は、倹約というものを、分配と心の在りようから説こうとする。南北は、物の循環と徳によって説く。

南北は食を菩薩と見立てて「食菩薩」と言う。これは第三話で紹介したとおりですが、この世の万物とは、仏が慈悲によって人に与え給うたものなのだ、と南北は観じていましたから、万物をけっして貪ることなく、余ったものはお返しする。その上で、さらに感謝の気持ちをあらわそうとするならば、なお自分の食を減じてより多くを余らせてしまえばよい。南北の言う「天地に徳を延ばす」という行いの正体とは、これなのです。

そして南北はこうも言っているのです。「天地に徳を積むことなく自分が得することなどあるだろうか。ただただ自分の得を捨て、それを天地の徳としてお返しすれば、その徳は得となって自分に返ってくる。この天地の徳を弁《わきま》えず、自分の得のみ得としようとすれば、最後にはその得を失うのだ」（修身録第四巻・十七）

これが物と徳の循環を重んじた南北ならではの現実主義であり、世界をめぐる「万物の徳」の在りようなのです。その万物へ向かって徳を積むことができるのが人。そして万物の長とは、やはり人のいのちを養ってくれる食だということです。

第七話　病老死と食　少食の者に安らぎの死あるべし

生命主義

いのちを守る。

おおげさなようですが、南北の諭しにおいては、なにをおいてもこれが一番大事なことでした。義理を欠いてもよい、人から不思議がられてもよい。なにより天から与えられたいのちが一番である。なんとしてもこれを守れ。

南北の少食思想は、さまざまな利益を生み出します。しかしその最大の眼目はいのちを守ること。たしかに開運ならびに出世発達というものもありますが、それはいのちが健やかになることの「つけたり」にすぎません。

ですから形式的な、名目ばかりが先行する徳目の押しつけを、南北はあくまで避けようとします。美しい徳目が真にいのちのためになるかどうかは別。時として『修身録』が世間に対して反逆的になるわけもここにある。武家や僧にも遠慮がない。儒者ともなると、その生活や態度に至るまでかなり批判的です。

ですから、公儀に認められた経書、いわば聖典についても、ひとまずはその顔は立てつつ、否定すべきところは、やはり容赦というものがない。

南北相法修身録・四十六

孝心の相ありとも常に大食をなしみだりに喰《くら》ふものは必ず不孝の人なり。夫《それ》孝心ありといへども大食暴食をなし是《これ》を慎み難きものは誠《まこと》の孝心にあらず。つゐに病《やまひ》を生じ父母のたまものを失《うしの》ふ。是《これ》身體髪膚を損すといへども是にまさる不孝はあらず。又《また》孝にあらずといへども食を慎み厳重に定《さだむ》るものは孝のはじめなり。

その人に孝の相が見えたとしても、つねから大食をして、猥《みだ》りな喰らい方をする者は不孝の人だと言ってよい。

孝行の心があるといっても、大食暴食をして慎みがなければ、本当の孝心とは言えず、結局は病を生じて、父母から受けたものを失う。「身體髪膚《しんたいはっぷ》を損す」どころか、体そのものと命を失う以上の不孝があるであろうか。
食と孝行は、無関係に見えるだろうが、食の慎みを厳重に守ることが、なにより「孝のはじめ」だと言えるのだ。

ここでは『孝経《こうきょう》』がやり玉に挙げられていますね。その元の節はと言えば「身体髪膚これを父母に受く。あえて毀傷《きしょう》せざるは孝の始めなり」。十九世紀初めの江戸時代、つまり『修身録』当時、およそ経書に触れようとする者で、この一節を知らぬ者はいなかった。現在の日本でも「孝のはじめ」また「身體髪膚」という慣用句はまだなんとか通用していると言っていいでしょう。
しかし南北はまず無学の者の味方をします。たとえば「ただ食の節を守るならば、もし無学の者であっても、だれよりも人の道に即しているのだ」。（修身録第一巻・五十八）
また南北は、経書読みの者のことを「人には生まれ持った善というものがある。だから世間には、経書など読むまでもなく、孝の心を知り身を正しく修めて暮らすものがほとんどではないか。ところがいくら学を積んだとて、始末倹約を守れず、家業もままならず、流されるままの生涯をおくる者もある。まっとうに生活する者は、自然と仁義礼智信を自分のものにした者たちなのだ」と、こういった具合です。（修身録第三巻・二十二）

このように南北は、いわゆる庶民の味方であることを止めません。人にはもともと善があるのに、善を得るためにわざわざ本を読まねばならないなどという思想言説は、まったくもって認めない。

たしかにこのように南北は、経書について言及することはありました。しかし自分の説の正しさを、わざわざ経書の中に見つけようとすることはまったくせず、あくまで現実と自説とを、すり合わせては研ぎ続けた人なのでした。

しかし無学の味方をする以前に南北は、孝経など読んだことはなくて当然なのです。漢字はほどほどに知っていました。けれども筆で書かれ、また板木《はんぎ》に刻まれる「くづし字」には、あまり慣れがない。ではどうして孝経の一節を知っているのか。

それは人相の鑑定に際して、客人や門人から、いろいろと訊ねられるからです。

「南北先生。さっそくに孝経のこの一節なのですが、先生はこれをどう思われます」「それはどういうことを言っているのか、じつは私の方が教えていただきたいのだが」「つまり孝経では、孝の初歩を説明しようとして、身體はおろか髪膚にいたるまで、たとえわずかであっても決して粗末にするなと書いてあるのですよ」。こうやって南北は儒者の説を間接的に耳で貯めていたのです。

これに対して南北は「この一句はたしかに正しいのだが、これだけでは肝心のからだを守る方法がなにもない」と言いたいわけです。徳目ばかり覚えていったい何になる。それならば、生涯一冊の本を手に持つことのないような人間でも、たとえ無筆の人間であっても、食に慎みある人間の方がずっと上等の人間じゃないか、ということなのでしょう。

南北病理説の効能と限界

一般的に過食はいけないないし、少食には利が多いということは言えるでしょう。ただ南北の少食による健康論、とくに病気の予防論には限界がある。どんな病気でも少食が防ぐとは、とてもではないが言えない。また江戸時代当時の衛生状態、栄養状態と現代とでは、別の惑星じゃないのか、というほどもちがう。まさに同日には論じ難い。

しかし耳を傾けるべき論もまた多い。「智識ある人だと誉《は》めそやされている者でも、その当人に慎みがなければ、いずれ体を壊す。なるほどだれしも腹をくだしたり、風邪を引いたりはするだろうが、食の慎みさえよければ、なかなか病気以上のものになるものではない」。これなどは、人間が平生に軽く罹《かか》って、かえってそのことで病を我が身に覚え、そしてからだを休ませて、健康の維持をより促す程度の不調を、わざわざ病気だといって過大視したりしない、ということなのでしょう。（修身録第三巻・六）

しかし南北の病に関する説の中で、なにより傾聴すべきは、中年以降の加齢による消化器系の衰えについての指摘であり、それはいまなお退けるべきではないものが多々ある。

南北相法修身録・二十三

生涯無病の相ありとも若年《じゃくねん》より美味を好み大に食するものは老《おい》て腹を病食《やみ》なしがたき病《やまい》を生ず。

又《また》徳薄きものは中年《ちゅうねん》に家を破りて其《その》美味を食する事あたはず。病《やまひ》はまぬかるるとも老年大に凶なり。

又《また》相の吉凶によらず若年より日々美味を大に食するものは老《おい》て必ず飲食なしがたき病《やまひ》を生ずとしるべし。

生涯無病といった相を持つ者であっても、若年より美味を好んでしかも大食するようであらば、やがて老いに至って腹を病み、食に困窮する病になるものである。またその上に徳の薄い者であれば、中年となって家業を傾け、美味を口にし得るだけの財産を失う。もし病は免れたとしても、凶運の老年となるであろう。

相の吉凶に関係なく、若年より日々美味を多くに食べつけている者は、年を取るほどに、飲物食物を摂るに苦しむ病に罹るものと知っておくべきだ。

南北ですからいつものように語調こそ厳しいですが、この項目などは、あきらかに貝原益軒と通底していますね。しかしこれも孝経とおんなじことで、南北は、百年の先人である益軒の『養生訓』を読んで学んだのではない。客人の方が『養生訓』の是非を、南北に問い合わせる。そして南北は南北の慎みの方法によって評定を下す。

南北は自分が耳で聞いて納得し記憶した表現は、みずからの観相の経験と照らし合わせた上で、素直に、そして貪欲に自説に取り入れるのです。

たとえば益軒の「心は身の主也《なり》」（養生訓第一巻）というのは、『養生訓』そのものを読まぬ者にも広く知られていた一節ですが、南北にもまた「からだを家」とし「こころをその家の主」に例えた、こんな「おはなし」があります。

「いま仮に、身体は家であり、心はその家の主であるとしようか。両親から壮健な家を与えられて生まれて来ても、その家の主に慎みがなければ、いずれ身体という家を壊すことになろう。だがもし弱々しい家であったとしても、大事に使えば長持ちするはずだ。またいくら頑丈な身体であっても、当人の心が卑しければ、医者がやってきても手の施しようがない。そうと知りながら大酒をして暴食をする者は、みずから我が家という身体を仇《かたき》にし、壁に穴を開け、屋根を割り、土台を引き抜いてしまうも同じだ。それはただの愚物に過ぎぬ」（修身録第三巻・二十）

益軒はやわらかに生きることを勧めていました。ですからその『養生訓』もまたおだやかな言葉で書かれている。一方、南北の『修身録』は、面白いと言えば面白いが、ややもすると攻撃的な書き方さえします。その言葉の弾に当たった者にはきつい。

しかしそのきびしさというものは、どうにかして人を善導しようとする、不動明王の怒り戒めの形相とおなじなのでしょう。益軒にせよ南北にせよ、人の健康とその長命を願うことに変わりはなく、底に通じるものがあるのも当然と言えるでしょう。

この両者の事情は、『修身録』を世に出した江戸大坂京の三都の版元もよく知っていたにちがいないのです。だからこの版元グループは、南北没後の弘化年間に『延寿養生訓』という、じつに薄い書物を出しますが、さてその内容はというと『養生訓』と『修身録』の「いいとこ取り」なんですよ。両者を知った上でこれを読むと、なんとも面白い。

このように南北は、益軒とおなじく「からだとこころ」という見地から人間を計ることもしていますす。けれども南北には、「からだとこころ」よりも「いのちと食」というもの、そしてその徳が循環する世界というものに、はるかに強い関心がありました。

南北相法修身録・三十九

常に大食のもの病《やまひ》あればはじめより食を不喰《くらはず》。故に其《その》病軽しといへとも恢復遅し。小食のものは病《やむ》事なし。たとへ病《やむ》とも食せざる事なし。

夫《それ》大食のものは食つきて未《いま》だ命《いのち》あるゆへに食せずして長く困《くるし》み死す。尤《もっとも》命あるといへども食なき故に死《しす》とも飢《かつへじに》死のごとく大にくるしみ亡ぶ。又《また》小食のものは食自《をのづ》から天地に延《のび》あるが故に命終《をは》るといへども食未《いま》だ不終《をはらず》。食あれば命《めい》あり。故に寿《いのち》長し。

つねから大食をする者は、病になったとなればすぐにも食事はしなくなるものだ。だから軽い病といえども恢復《かいふく》に手間取る。

少食の者はもとより病とは無縁だが、もし病んだとしても食事はするものだ。

そもそも大食の者は、天から与えられた持ち分の食が先に尽きる。しかし天与の命にはまだ残りがある。だから食することができず長く苦しみ、そののちに死すことになるのだ。もし命があったとしても食が先に尽きてしまったがために、死に至るとなれば餓死のように大きな苦しみをともなうのである。

だが少食の者は、天からの持ち分の食に加えて、食を慎んだ分だけ、持ち分の食を殖やしている。だから命の定めの時がやってきても、食にまだ残りがある。食あれば命あり。ゆえに少食の者は長寿なのである。

この南北の説諭は「人間には持って生まれた命の長さがある」そして「人間には一生の持ち分の食があらかじめ具わる」という二つの見地が交わって綯《な》い上げられたものです。これもまた南北の「分限」論の展開形だと言えるでしょう。

そして「いのちの長さと一生の食の量というものが天与のものであるにしても、結局は当人がその食をどう扱うかで吉凶は大きく分かれる」といった具合の見識なども、まさに南北の中心主題たる「食の公理」そのものである、と言えるものでしょう。

しかしながらこれを解きほぐして、さまざまな個人や場面に当てはめて考えてみようとすると、事はそう単純ではない。

恵まれた食がもたらす不幸

たとえば南北の時代と較べて、現代はあきらかに長命で、かつ食に満ちています。その恵まれたいのちと食を、われわれは、応分の賢明さで扱っていると言えたものかどうか。

もし食を誤れば、この恵まれた食も凶器となりかねないのは、いまもむかしも変わりのないことでしょう。じつに危ないものだと思うのです。

さらには、その恵まれた恵みにも満足することができず、他人のいのちから、食と物を得ようとしてはいないだろうか。また未生のいのちからも食を奪おうとしてはいないだろうか。またそうすることで得たものを、幸《さち》とはきちがえてはいないだろうか。

食が容易に手に入り、いのちが延びるということは、おそらくそれだけ危難も増すということなのかもしれません。恵まれたがために、むしろ慾に歯止めが利かなくなってはいないか。驕るこころに突き動かされて、すこしでも他人とはちがう物を摂取しようとしてはいないか。食以外にも、からだに取り入れるさまざまな物によって、悦楽を得ようとはしていないか。そしてその悦楽と引き換えにされているものは、なんであるのか。

いまこれを書いている令和五年、江戸時代と比べてこの今を思う時、日本の国家単位での飢餓はたしかに目前にはない。しかし誤った食、食の驕りによる不幸は、むしろ現代にこそありふれたものになっている。わたしは、そのように感じられてならないのです。

第八話　誠心は自徳自福をつくる

欲なき人は高貴なるべし

いのちの万別

人はそれぞれにちがうからだをして生まれてきます。大きい小さいもある。似たようなからだつきも、育つ過程によってちがってくる。職分によっても別になる。おなかに子を宿せばまた変化がある。老いが早い人もあれば遅い人もあるでしょう。まことに万別となって当然というわけですね。

すでに述べてきましたように、人それぞれの食の分限というものは、からだつきをはじめとして、あらゆるところから見定めなければならないものです。南北はむろんそれに長じていましたが、見定めさえできればよいというものではない。

ですから南北は、見相の客人には、その当人に応じた、いわば万別の説諭をしていたのです。その微妙な言動も一部が残されてはいますが、しかしそれも書物に載るとなれば、やはり抽象的な、単純な割り切りが表立つことにもなりがちです。

南北相法修身録・十七

食分限より鮮《すくな》きものは大《おほい》なる悪事をなさず。
夫《それ》小食《せうしよく》は婦人の食なり。故に大《をほい》なる悪なし。又《また》大食は強男《がうなん》の食なり。以て強気《かうき》に見へて衆人《しうじん》気をゆるさず。是自《これおのづ》から徳鮮《すくなき》がごとし。
又《また》食厳重に定めあるものは自正《おのづから》しくして誠有《まことある》がごとし。又《また》定りなく猥《みだり》に喰《くら》ふものは自から正しからず誠なきが如くに見ゆる。是《これ》自然の徳すくなし。

食の量が、持ち前の分限より少ない者は、大きな悪事を働くことはない。

少食は婦人一般の食であると言ってよいだろう。だから婦人には大きな悪事というものがない。その一方、大食と強食とは男の食だと言うべきだ。大食をし強食をする者は、気の強さが表に出る。そのため周りの者も打ち解けることができず、徳のない人間に見えてしまうものである。

食に厳重な定めがある者は、自然と正しさが備わり、また誠を有しているようにも見える。だが定まりもなく猥りに食う者は、正しさも誠もない者と見えてしまって、どうしても徳の薄い者になるのである。

こういったテキストは現代語に置き換えて註を加えるだけでは足りません。とくに男女を分けて論ずる場面など、当時の背景をさらに知って、いまの時代の状況とも突き合わせて読む必要がある。過去と現在を往来しなくてはならない。そうしなければ南北の言わんとする、少食の真善美は見えてこない。

これはあらゆる古典にも当てはまると思うのですが、現代から見て、たとえば言葉の用法が一部不当であるからといって、その言葉の奥に入らず、たとえばもし『修身録』のすべてを見捨てるのだとしたら、なんともったいないことか。

どこまでも密《みつ》に読むことが古典の楽しみの第一歩である。これはまちがいのないことでしょう。しかしこれに加えて、テキストをいくつもの異なる時代に置き換えて読む。それを現代に持ってくるだけではなく、むしろさらに過去にも置いてみるといった愉快も、古典には具わっているものです。いや、これがなければ古典ではない。

そして付け加えておきたいのは、いまわれわれが平生平気で言っていることも、次の世代、いや、わずか数年後にはもう異端にされているかもしれない、という事ですね。

さて、この『修身録』には男女の対比もあれば、貴人と下賤の対比もあります。これも注意して読みましょう。

南北相法修身録・二十二

相貌善《よし》といへども常に強食《がうしよく》にして不同あれば必ず善といふべからず。古人曰《こじんのいはく》。貴人《きにん》に食なし下賤に食ありといへり。是《これ》貴人は正くして多く喰《くら》はず。是《これ》を以ていふ。賤《いや》しきものは強食にして其《その》ほどを知らず。是を以ていふ。大人《たいじん》は食して其命《そのめい》を知る。小人《せうじん》は食して己れを忘れ自《をのづ》から不善をなす。

相貌が良いといっても、強食をくりかえして定まりもないようであれば、吉相だと判断してはいけない。

古くからの言い習わしに「貴人に食なし下賤に食あり」というが、これは、上なる者は正しきを守って多く食することがなく、下の者はだれに遠慮することもなく食べるだけ食べて際限がないことを言う。

だからこうも言えるであろう。食することでその天命を知るのが大人《たいじん》、食に際しておのれを忘れ不善に傾くのが小人《しょうじん》であると。

大人となるか小人のままか

この「貴人」と「下賤」という語を使って、現代の世情世相を説明することはほとんど不可能ですが、これも読者銘々で今に置き換えてお考えをいただきたい。まさに南北の言うところの「考べし」です。

わたしはむしろ「大人」「小人」の言葉で見定めるとよいと思う。いわゆる貴人だからといっても、その中には小人が多々あること、だれもが知っていることですから。

南北はこのことを諭すのに「泥中《でいちゅう》の玉《ぎょく》」のたとえを使っています。

「幼いころに、粗末な服しか着られず、恵まれた食事にほど遠い育ちの者であったとしても、それがその子の才気すべてを決めてしまうわけではあるまい。もし父母が貧しく、また成長してからも労苦が絶えずという者だからといって、才気に限りがあるわけではなかろう。才ある者が貧窮の出ということはいくらでもある。御殿に育った武家にも愚将は少なからずだ。泥中に在っても玉は玉。それが天下に知れるかどうかは、つまり当人次第だということだ」(修身録第三巻・二十七)

これは、出自、身分というものに対して不屈であった、いかにも南北らしい、いい話だと言えましょう。内面の人品は身分を越える。南北がまさに言おうとしているのは、人が人として生まれて来て、「大人」となるかそれとも「小人」のまま生涯を終えるかは、結局は当人次第だということなのでしょう。

そして次の節には、俗中の「大人」の、そのあるべき姿が記されています。

南北相法修身録・三十一

貧窮の相あるとも己《おのれ》より貧窮を知りて実《まこと》に貧窮の如く麁食《そじき》を以て食を厳重に定《さだむ》る時は自然と貧窮を免《まぬが》れ相応分限をうる。是《これ》を自福自得といふ。己《をのれ》貧なれば忽《たちま》ちひんきうを満《みた》す時は後自《のちをのづ》から福あり。

又己《またをのれ》が貧窮をかなしみ忽ち福を得んと欲するゆへに尚々天地の徳を損じ次第に貧窮となる。
是《これ》を以て人は福を得《うる》よりも天地の徳を積むべし。然《しか》る時は福得《ふくとく》自《おのづ》から来《きた》る。

貧窮の相の持ち主であっても、おのれの貧窮を覚悟し、その貧窮の分限よりさらに以下の粗食でもってそれを厳重に定めるならば、次第に貧窮から遠ざかり、食の慎みに応じた暮らしが立ってゆく。これを自福と言い自得と言う。

自分の貧窮を自覚して、その貧窮の運をすべて果たしてしまうならば、そのあと自然と福が来る。

だが自分の貧窮にもだえ悲しみ、すぐにも福をつかもうとすると、一層のこと天地の徳を失ってしまい、なお貧窮となるのだ。

このことからもわかるであろう。人は福を得ようとするよりも先に、天地の徳を積むべきなのだ。そういう暮らしを続けているならば、福も得も、自然とその身にやってくるのである。

ここで南北は「自福自得」と言っていますね。しかしすでに第六話で見たように、南北にとって「得」の根本には「徳」があります。この南北の例に限らず「損して得取れ」というのも実は「損して徳取れ」が本意であるとしばしば言われる。つまり「損得」勘定よりも商人の信用の根本である「徳」がむしろ大切であるという考え方です。

また南北自身もたしかに「自徳」という語を使う場面もありましたので、以下ここでは「自得」を「自徳」に置き換えて説明をすすめることにしましょう。

さて、この「自徳」「自福」とは、ちょうど「驕る」の対極にあるものではないかと思います。「驕る」が自分の分限以上を望んで、周囲に対して自分を大きく見せようとするのに対して、この「自徳」「自福」は、世間に向かって自分の身を立てようとするよりも先に、まず自分の分限にたいして、自分がさらに慎む。

そしてこうも言えるでしょう。みずからの持つ力量以上の欲を持って驕るのが小人。その力量を余して、その余した物を天地にも人にも分かつことができるのが大人。

南北当人はこの自福自徳の話を多用しませんでしたが、少食の説とならんでもっと注目されていい。なぜなら自福自徳の心構えというものは、少食の行いの根本にあって然るべきものだからです。

天地の徳を積んで、最後に福を得ることができるのかどうか、その本当のところはやってみなければわからない。人にはそれぞれに分限があるということもあるが、いくら天から吉を示す相貌を授かって生まれてきて、その天分でもって世に押し出したとしても、当人の慾と実際が釣り合わなければ、いつまで経っても福に追いつくことはできない。

しかし小さいながらも「自徳」というものがあり、いつも「自福」を感じる者から、福はそうそう離れたりはしない。

少食で済ませることができる小慾の者には、かならずやこの「自徳」をみずからの中に育てる力を持ち、「自福」を養う力を持っている。南北がしばしば口にする「立身出世」から一転して、時に「自福」という言葉で念を押そうとしていたことは、おそらくこういうことだとわたしは思うのです。

第二章

開運の問答「万物の徳を知る」

第九話　一粒万倍の思想　ただおのれ一身を慎むべし

思想としての問答

水野南北は問答の人でありました。『修身録』から食と開運の場面を取り出して整理すると、およそ半分は問答でできています。この第二章では『修身録』からその問答を八つ紹介して参ります。

先の第一章は南北のモノローグでした。つまり少食のための箴言集といったものでしたが、これが一対一の問答となると、単に少食の解き明かしや粗食の勧めだけではなく、はなしがいま対面する相手の開運へと傾くのも道理というものです。

当時、問答体によってものの在りようを説く書物はとても多かった。南北の最初の著作『南北相法』自体が、独特の考察と、門人客人との問答の二つから成り立っていました。『南北相法』の問答の問い方は、原則実名での登場でした。その多くは南北身辺の上方の人々であり、誰が何を問うたのかは判然と残されている。またその姓名から、それがどんな立場の者だったのかもうっすらとわかる。その生き方とも関わりあって生々しいところがありました。

成り立ちということでは『修身録』の問答もまた同じですが、しかし『修身録』の場合は、残念ながらすべての問答から問い方の名前が、敢えて消されています。

おそらく江戸方で『修身録』を広めようとした場合、とくに武家層に読んでもらおうとした場合、問いの抽象化は必要で、たとえば『南北相法』の「小西吉右衛門問云男根は何に応ず」といった流儀などは、それがとても大切な事柄であっても、とくに望まれるようなものではなかったのでしょう。（南北相法第二巻）

しかしこの無名性が『修身録』の利点となっている面もあります。南北の説く少食による開運に対してなかなか疑いを捨てきれないといった、率直な問いもまた多く残されている。これは実名のままでは、そうもゆかなかったように感じられるのです。

だから南北が門人や客人を叱る場面も、かなりある。少食の徳に理解が薄い者に、南北の語気は自然と強くなってしまうのですね。ではその例です。

南北相法修身録・六十六

問曰《とうていはく》。慎みなく大に吝嗇《りんしょく》といへども次第に富貴となるものあり。是何故《これなんがゆへ》なるや。

これは「傍目《はため》から見てもひどい始末屋《しまつや》だという男なのに、だんだんと富も得て品も備わるような者がいますが、あれはいったいどうしてなのでしょう」といった具合です。徳が薄い男が成功するのはおかしいではないか、という疑義です。

元の「問い」のテキストの中には「男」という語はありませんが、前後を読み、また当時の事情を考え合わせて、ここではそういった情況に設定しました。

この問答でとくに見るべきは、この吝嗇の男が「富」どころか「貴」まで獲得しているところですね。そうであればこそ、その不思議を南北に問うた。

答曰《こたへていはく》。慎みあらずして生涯に福有と成《なる》ものまま有《あり》。此類《このるひ》は皆《みな》吝嗇にして己《おのれ》より食を減じ喰《くひ》たき物も不喰《くはず》して尚《なを》家内にあたる事もなさず唯《ただ》吝嗇より倹約を守るといへども

己《おのれ》が不喰《くはざ》る所の食自《おのづ》から天地に延《のび》る。是不思《これおもはざる》も天地の徳を積《つみ》己が得を延《のば》す。是《これ》一粒万倍と成《なり》て二度《ふたたび》己に廻《めぐ》り来る故に生涯に福有となる。相貌宜《よろし》くして生涯稼ぎ財宝を得《う》るといへどもわづかなり。唯《ただ》慎み倹約を専一《せんいち》として己が徳を天地に延《のば》し又《また》再び己に廻り来る福分あらざれば生涯に福有と成《なる》ことあたはず。

では答えよう。慎むことはせぬのに、一生の内に福を得る者もままある。こういう者は、みな物惜しみが強く、みずから食を減じ、好物も我慢して食わず、だが家の者に当たるなどは決してせず、ただただ自分一身は物惜しみの我を通す。すると自分一身が食べざる分の食物が天地に余る。これが思わずも天地の徳を積むこととなって、やがては自分の得というものになるのだ。

一粒の種が万倍となるとは正にこれである。食わざる分の食の徳が、ふたたびおのれの所に戻り来て、富という福になるのである。

持ち前の相貌が良く、もともとの運があって、そうやって生涯にわたって稼いだからとて、それはタカが知れたものだ。ただただ慎みと倹約をもっぱらとし、さらにおのれの食の徳を天地に延ばし、それがふたたび福分として自己に戻って来る。

──こうであってこそ、一生の福が得られるのだ。

南北の「一身主義」思想

ここにも南北の個人主義がよく出ていますね。その一方で、その家の運はその当主一人の行いが決める、という認識も示されている。

しかしこの当主には、表には見えにくい徳が備わっていた。このきびしい倹約は自分一身が背負うばかりで、家人には無理な物惜しみをさせない。これがまさにこの当主の富貴の源泉だと南北は言うのですが、この反対の行いをするといったいどうなるのか。南北はある者をこう叱ったことがあります。

「あなたは倹約と吝嗇をはきちがえておる。自分一身が倹約するのはよいが、家人にも雇人にも当たり前の食事さえさせず、そのために皆が陰で何を持ち出し、外で何を食べようとしているのか、すこしも知ってはおらぬのだろう。あなたは大家の主だから、人はおもねって接するかもしれないが、内心ではさげすまれているのだ。その原因というのも、あなたが吝嗇のあまり雇人《やといにん》をないがしろにするばかりか、世間当然の付き合いも避け、その

上にも人としての情に欠くところがあるがためだ」（修身録第三巻・十九）

これは先に示した問答と説くところは同じ。ただその裏返しの失敗例というわけです。どちらにおいても南北の言わんとしているのは、行動においてはまず自分一身において為せ、ということなのでしょう。

これはたしかに個人主義です。個の持つ力を重く見ている。しかしむしろ「一身主義」と言うべきかもしれません。まず一身独立せよ。そして当主は一身の慎みを守れと。

しかし前章に述べたように、南北の考えには「家業主義」という面もまた強く備わる。加えて家業を越えた世間というものの存在も重い。この問答の答えに見える「相貌宜くして生涯稼ぎ財宝を得といへどもわづかなり」という個所には、いくら運の良い者だといっても自分一身の力には限界がある、という含みがある。

この一身の運と力の限界というものについては、次の第十話に据える問答の答えに、より深い踏み込みがありますので、つづきはそちらで紹介しましょう。

第十話　富は貧より出づる　貧なくして富なかるべし

亡者の悩み

占断《せんだん》に訪れる客人のことを指して「亡者《もうじゃ》」と言う占い師もいるのだといいます。またこれは「妄者」も意味しているのでしょう。

相談を持ち込む人は、大方のところ悩んで途方に暮れている。迷うている。だからそういう呼び方が起こったのでしょうが、お客人のことを、ましてや困っているだろう人のことをして、これはなんともひどい言い方ではありませんか。

しかし順風満帆の人が、そういう占術に頼るというのも不自然なことではありましょうから、そこはプロの隠語として、触れずに置くのが妥当かもしれません。

ところでこの「第十話」の問答に登場する男も当然、ひどく落ち込んでいる。南北先生の許《もと》に、やはり観相を求めてきたのかもしれませんし、それとも近ごろその先生が説いているという少食の利のはなしを、風説に知って訪ねて来たのかもしれません。きっとわが身の打ち明け話をしながら、やがてこんな問いを発したのでしょう。

南北相法修身録・五十三

問曰。我若年《じゃくねん》より高運《こううん》にして大に富《とむ》といへども近年運悪《うんあし》く年々《としどし》大に散財有《あり》諸事なす事一つとして吉《きつ》ならず悉《ことごと》く凶《きょう》なり。是如何《これいかん》。

「わたしは、若いころから自分の運のよさを頼りに生きてきて、それで富裕となったのです。ところがここ数年は、どうしてか運の巡りが悪くなって、年々財産は逃げてゆく一方で、やることなすこと吉とはならず、ことごとく凶が続くのです。これはいったいどうしたものなのでしょう」

おそらく見料を持って南北に指南を乞いに来ているのです。ですから零落《れいらく》しつつあるといっても、まだ他人から見れば、恵まれている者なのかもしれません。

この悩みに対して南北は、まず突き放す言葉を以って答えます。

答曰。汝《なんぢ》若年より福満《みつ》るがゆへに自《をのづ》から欠《かけ》る。早く欠《かく》を以て吉《よし》とす。己《おのれ》より不欠《かかざ》れば天より自然と欠《かき》給ふ。

又《また》汝本《もと》は貧なり。其《その》本を忘れ驕るが故に難あり。其本を忘るるものは其末《そのすへ》を失《うしの》ふ。

又本を忘ざるものは自から高ぶらず。たかぶらざれば堕《おつ》る事なし。

又富家《ふけ》は貧窮を知るを以て吉《よし》とす。是を本を知るといふ。

夫《それ》富貴は十方より貧賤会《あつま》るゆへに富貴となる。故に貧は富貴の水上《みなかみ》にして其元《そのもと》なり。

是《これ》を以て貧は八千八谷《はちせんやたに》の如く富者《とめるものは》少し。故に人は貧を知るを以て富貴の本とす。

早く本《もと》の貧心に帰り慎みを専一として又《また》富むべし。

　では答えよう。あなたは若い時にすでに福が満ちている。そのため自然と欠けてきたのだ。なおのこと早く欠けるがよい。みずから欠くことができぬのであらば、天がそれを欠いておしまいになるであろう。

　あなたはもともとが貧しかったはずだ。その本来を忘れて驕ってしまったがために、いまの難儀がある。根本をおろそかにする者は、末節をも失う。しかし根本を忘れぬ者は高ぶることを恐れる。だから堕《お》ちることもないのだ。

富裕の者こそ貧窮を知ることが大切なのだ。物事の根本が判るからである。

そもそも富貴とは、十方より貧しい者が集まってくるがゆえの富貴である。富貴の水源とは貧にこそあるのだ。つまり貧は八千八谷のたとえのごとくに数知れずであって、富を持つ者はわずかしかおらぬ。だから貧の真実を知っておくことが富貴を知ることになるのだ。

あなたは早く本来の貧の心に帰り、慎みを専一として、ふたたび富むようになるがよい。


南北の答えは、やはり慎みに集約されていますね。では何を以って慎むべきなのか。それはまちがいなく南北の「食の公理」の通りなのでしょう。つまり食が分限を過ぎれば凶に向かう。慎むべし。

この問答では、その食そのものについての注意は見えませんが、これは大前提と言っていい。したがって食についても念を押して細々と語ったことだろうとは思うのです。そういった部分はこの問答の主題からは外れますから、おそらく省かれたのでしょう。

南北がこの男に対して言った大事なところは「満つれば欠ける」に通じます。しかしこれだけでは、だれもが口にする「ことわざ」とあまり変わりがありません。

しかし南北のこの「欠ける」については、別の問答の答えが大いに参考になります。「福がある者も、その福が満つればあとは欠けるばかりだ。福が十分あるはずの者が、あえて貧しい者のように慎んで暮らしていればこそ、その福は保たれる。事が満ちれば行き止まって福も反覆する。福は覆のことだと観念して置くがよい。驕れる者の行末はお判りの通りだ」（修身録第一巻・三十一）

貧心忘れるべからず

また南北はこうも言っています。「着たい物も着て、食べたい物も食べ、やりたいこともやり尽くして、その上にまだ立身出世を望む者は愚かというほかない。物が欠ければ事が成る。物足れば事成らず。物も足って事も成るなどといったことは、この世界にありはせぬのだ」（修身録第一巻・四十六）

つまり富貴の者こそなお慎め、ということなのでしょう。

この問いを発した、元富裕の男は、からだだけはまだ頑丈のようです。問答の中にその不安は見えません。ですから高運を誇った男に対して、南北がとくに注意を集中しているのはやはり「驕り」であり「高ぶり」。そのために富を失い、またおそらくは世間での立場もなくしつつある。そしてその原因はといえば、貧心を忘れたからだと言う。

「貧を知れ」。『修身録』の中でも、これがこの問答を特別なものにしている。ではなぜ貧を知らねばならないのか。

この問答の問いと答えをたどれば、どうやらこの男は、若い時分に貧から身を起こしたのでしょう。その貧の時分にはきっと慎みというものがあった。けれども富貴となった時にそれを忘れはじめる。そしてやがては驕る。だから南北は「はやく富を欠いて貧となることこそ望ましい。そうすれば驕りはなくなり、貧に立ち戻ることができるだろう」と言うわけですね。

ただ南北は、このまま本当に貧窮したらいい、と念じているのではない。どうにかして貧のこころをふたたび知りさえすればよい、と考えているのでしょう。

南北はまた「貧は八千八谷」と言います。そして富む者はわずかでしかないのだと。富のみがあって貧のない世界は存在しない、ということなのでしょう。人に富が集まるのも、人が貴く見えるのも、この圧倒的多数の貧の力があってこそ押し上げられもし、また保たれるからなのだと。

だから、いくら富貴を得ようとも貧の慎みを守れ、と言う。

つまり家一個のありきたりの繁栄を上まわる、さらに大きな富と高い貴さを得んがためには、八千八谷の貧を味方につけ、その貧の味方を保ち続けるためには、その貧の慎みをみずからの身に持ちつづけねばならない。南北がこの第十話の問答で示唆《しさ》しているのは、おそらくこういうことなのでしょう。

そしてこれは、第九話の問答にあった「相貌宜くして生涯稼ぎ財宝を得といへどもわづかなり」、つまり「個人の運の限りを尽くしてもそれは知れたものである」という見識ともつながります。

個人主義的な思考が強く、それに沿った意見表明が多い南北にも、人間一個の運を超越した「大家族観」というか「汎《はん》世間観」というものが、やはりあった。南北自身がそれをどこまで体系的に知覚していたかはわかりませんが、貧窮の出の者が富貴を後天的に得ようとしても、当人一人の力だけでは不可能だ。あまねく衆生《しゅじょう》の力を借りてこそ、という考えはたしかにあった。わたしはこのように思っています。

八千八谷に認められ支えられていればこそ富貴という山岳は美しい。この問答はまたこれを諭そうとしているのでしょう。

第十一話　薬と獣肉　野菜大食に凶なかるべし

禁断の肉食

南北は肉食に対して、強い警告を発しています。

この新書では、まず南北の少食思想の説明に注力してきました。しかし『修身録』において、少食の利が表の主題だとすれば、この肉食への警告は裏の主題だといってもよいほどのものです。そしてこの表裏は、やはり一体なのでありましょう。

少食を勧める。このことにおいて『養生訓』を著した貝原益軒と『修身録』の水野南北とに通じる所が多々あること、これはすでに序章で述べましたが、この肉食への注意についてもまた同様といってよいものです。

さて、ではその肉食の肉とはいったい何の肉なのか。当時の日本人は、肉といったいどう付き合っていたのか。これを両者ともあまりはっきりとは書いてはいません。ともに漠然としたところがある。

しかしこれには理由があります。当時、獣肉を食することは一応のところ禁じられている。いくらその悪を非難するといってもこれを表沙汰にすることは、いささかはばかられるわけです。当たり前のように禁忌が破られていることを広言するのは、御政道《ごせいどう》を難じているようにも取られかねない。

『養生訓』の肉と『修身録』の肉

ではまず先人である益軒の説を紹介しましょう。肉食の問題だけではなく、人の寿命というものについても、気との関係をも併せ示して、こう述べています。

「山中の人は交際が少ない。静かに暮らしているので気というものが減りません。何事にも不自由だから元々慾というものがない。なにより魚が手に入らないので肉を十分に食することがない。これが山中の人の長命の秘訣です。市中は人が多くて騒々しい。このため元気の気が減ってしまう。海辺の人は魚肉をいつも食べつけているために、病気が多くて短命なのです。市中でも海辺でも、慾と肉食を減らすことができれば、身体を損ねること

も避けられるようになるのです」（養生訓第二巻）

じつは『養生訓』の中には、別の個所にさりげなく、牛、鹿、猪、兎などを食する場合についての注意も記されてはいるのですが、やはりこれは例外としてのもの。この山中と市中と海辺の、食の在りようと、その気ぜわしさの対比を読めばわかるように、益軒が肉といった場合はまず魚類のこととなるのですね。

では南北はというと、こうです。

「繁華の都は、美味肉食が当たり前になっており、生き物からいのちを奪ってこれを喰らう。そのために意識というものが増長して悪にも染まる。またその肉のいのちの気を受けてしまうがために、長命のはずの者も短命へと変ずる。山中に長命が多く、繁華の地に短命が多いのはそのためだ」（修身録第一巻・五十五）

ここには海辺への言及がありません。ですから南北の場合、肉と言えば、海からの魚肉ではなく、おもに郊外から都の市の近くまで運ばれてきた鳥獣の肉と見て、まちがいがないのでしょう。

『修身録』が世に出たのは文化文政のころです。正徳年間の『養生訓』から一世紀を経ている。この間、江戸、大坂、京の三都には美食への関心が満ち、獣肉も実に手に入りやすくなっていました。益軒がこの在りさまを見たら、いったいどう説いたことでしょうか。もしかすると持ち前の温厚さを捨てて、南北と同様、かなりきびしい言葉でもって、その危険を訴えたかもしれません。

なおこの肉食について言えば、海からは離れて遠く、魚から蛋白質《たんぱくしつ》を得ることのむつかしい京では、もとよりさまざまな獣肉になじみが深かったのでした。維新後、明治新政府はすぐにも牛肉を解禁し、さらには奨励さえします。これには廃仏毀釈《はいぶつきしゃく》にからんだ事柄や、開港と居留地の問題も関わっているのでしょうけれども、京の公家たちにもともとその習慣があったために、そのならわしを東京に持って行ったという面もあったからだろうと、そうわたしは想像しているのですが、はたしてどうでしょうか。

では、ここで話題を問答に戻しましょう。この第十一話の問いの主は、南北の説に対して、肉食にそれほどの問題があるのだろうか、と健康面よりもむしろタブーに沿った問いを発します。しかしながら、わざわざ南北にこれを問うということ自体、肉食になにか不安がよぎるところもあったのでしょう。

南北相法修身録・六十四

問曰。肉食を多く食《くら》ふものは心濁《にごる》といへり。我《われ》常に肉を好むといへども心濁る事なし。又《また》肉を食して心濁らば天下の人貴賤《きせん》とも悉《ことごと》く心濁るべきや。

「肉を多く食う者は心が濁ると言います。わたしもつねから肉をとても好むのですが、そういう風には感じないのです。もし肉を食べて心が濁るのなら、殿上人《てんじょうびと》から下々に至るまで、天下の民は皆そうなってしまうのではありませんか」

この「肉は心を濁らせる」とは、現代のわれわれの耳にきびしい言葉ではあります。これに対して南北は、「精神論」をもって答えます。それをひとまず聞きましょう。

答曰。実《まこと》に心を濁すものは肉食なり。故に肉を食して後《のち》心清《きよ》からず。又精物《あをもの》を食して後《のち》心自《をのづ》から清し。是《これ》に依《よつ》て肉を喰《くは》ざるを以て精進《せうじん》といふ。即《すなは》ち清心《せいしん》なり。

貴賎とも心濁る時は其《その》道を得難し。尚《なを》心濁るものは身を治《をさむ》ること不能《あたはず》。是以《ここを》て仏者衆人を其《その》道に入れしめさんが為に肉を禁じ俗人に又不喰《またくわざ》る日を定む。是皆《これみな》心清ければ不善をなさず益《ますます》身を治《をさめ》るが為なり。尤《もつとも》肉を食するといへども慎んで多分に不喰《くはざれ》ば其《その》心則《すなはち》清し。是《これ》を慎む気に至るものは則《すなはち》心清きの始《はじめ》にして身を治《をさむ》るの本《もと》なり。又衆人《しうじん》食を厳重に定《さだむ》るといへども肉あれば食自《おのづ》から進み不思《おもはず》も食をすごす。是《これ》心の濁るものは肉食なり。

では答えよう。まことに心を濁らせるものは肉食である。であるから、肉を食した後は「心」から清らかさが消えている。

だが野菜果物の「青果」を食べた後は自然と心が「清浄」である。ゆえに肉を食わぬことを「精進《しょうじん》」という。「清心」とはこのことである。

身分にかかわらず、心が濁ったならば道を得ることはむつかしいのだ。そもそも心が濁ったままでは身を治めることもできぬ。だから仏法では出家しようとする者に肉を禁じ、俗人にも日を定めて肉断ちをさせているのだ。

心が清ければ不善がなく、身の治まりも一層のこと進むであろう。肉を遠ざけるのはそのためである。しかし肉といっても、慎みを持って多く食うのでなければ心の清らかさは保たれる。

この慎みを持とうと思うことが、清らかさを得る第一歩であり身を治めるための根本となるものなのだ。

およそ人間、食を厳重に定めたつもりの者でも、肉があれば食は自然と進み、知らぬ内に食べすぎてしまうのだ。まったく心を濁らせるものは肉食である。

老年の肉食は罪なし

肉があって食べ過ぎると、胃腸に負担をかけるということもあるでしょうし、また栄養が偏《かたよ》るといったこともあるでしょう。しかし南北にとって肉とは、おそらく「欲望を肥大させるための罠《わな》に仕掛けられた好餌《こうじ》」だと見えていた。つまりは道を誤らせる根本であるものだと。

これは薬もおなじことなのでしょう。獣肉を食べることを当時、隠語でもって「くすり食い」といいました。なぜ隠語なのかと言えば、やはりこれも表向き禁じられていたためです。

獣肉は、普段の食と比べて、栄養価がきわめて高いだけに、からだを壮健にする効果もある。しかし量をまちがうとからだを損ねてしまう。

そもそも南北が薬に否定的であったことは序章にも触れた通りで「いくら良薬があったとしても、それが食の代わりとなって人のいのちを保つことはできぬ。だから人にとって真の良薬とは食そのものなのだ」と言い切っていた人なのでした。（修身録第一巻・序）

だから肉という「食物」の持つ効能も十分にわかっていた。「若い草木に肥やしは必要あるまい。だが老木は下肥《しもごえ》で元気を取り戻す。むろん量の適不適ということもあるが、人も六十ともなれば肉を以って老いた身体をいたわるのも、もはや罪ではあるまい。だが若い時分から食に驕ったのでは、そもそも老いに達することもできぬではないか」。つまり肉にも薬と同様、用法用量があるという見立てなのでしょう。（修身録第一巻・五―四）

「青」の論法

またこの問答で面白いのは「青物」論ですね。これも南北の持論でした。ここに掲げた問答よりもっと具体的に、こんな風にも言っています。

「日頃より食を少食にして定めのある者が、野菜果物を多くとったとしてもその罪は少ない。むしろ善き食膳である」（修身録第一巻・六十一）

また南北の答えには、精物、清、精進、清心、つまり青物、清浄、精進、清心といった具合に、「青」に因《ちな》んだ言葉がつらねられていますね。

こういった、この世の現実を、その現実と、言葉の音と、漢字の形象や部首やらを混ぜこぜにして、いっぺんに解き明かしてやろうというのは、じつに江戸時代らしい心得で、文化文政人の南北もまたそれに倣《なら》っていたと言えるものなのでしょう。観相の名人は客人との応接にも鍛えられて、かように弁舌にも面白いところがあったにちがいない。

しかし言葉を楽しむだけというわけにはいかない。南北のこの肉食についての警告は、栄養失調に対する警告でもある。

栄養失調というのは単に栄養の不足を言うのではなく、失調の語が示すようにバランスを失うということです。

南北は「肉食」をきびしく言うと同時に「青物」の益を併せて言う。

このように南北には、過食美食がもたらす誤りの本質がすでに見えていたのでしょう。それは過食による過剰の害であり美食による偏りの害である。しかし同時に失調であり不足の害でもあるのだと。

そしてこれを見抜いた南北の目もまた、観相によって鍛えられたものだろうと、わたしはそう思うものです。

第十二話　美食の都に家滅ぶ　白米恐るべし

将軍に食なし

徳川の治世は十五代にして二百六十年余り。その折り返しの八代吉宗は、ゆるみかけた幕府を、倹約で以っていまひとたび締めなおした将軍でしたが、五十歳ごろの食事の書き留めが、供奉《ぐぶ》した者の手によって残されています。

「朝が一汁三菜。これに少し御酒《ごしゅ》が付く。夕が一汁三菜。ともにご飯は充分に。しかし膾《なます》や煮物や焼物といった菜に、好みを言うことはあっても三菜以上には召されない。そのあと夜にかけて少し御酒。これには吸物ひとつと肴がひとつ」

「たびたび巡って来る御精進の日は、粥《かゆ》ばかりで済ますので、こういう日には、昼や夜に牡丹餅や饅頭を出すことはあるが、菓子などはその折ばかり」

以上は森銑三《もりせんぞう》『近世人物叢談《そうだん》』所載の「徳川吉宗の日常生活」に紹介されている『徳廟《とくびょう》

御行状《ごぎょうじょう》』から抜き書きをさせていただきましたが、この質素な食事は、倹約のためではなかったのだと言います。むしろ養生を考えての由《よし》。

なお朝食に御酒がつくのは、それが少々のことなら、上層の武家ではそう珍しいことではなく、『養生訓』を通読してもその様子は見えてきますね。

さて、このように吉宗の食は二食だったのでした。朝、夜が明けて「朝」を食べ、晩、日暮れてまだ薄明りのある間に「晩」を済ます。将軍とて、お天道《てんとう》さまに合わせて日々を生きる。

これは『修身録』をさかのぼって百年前の吉宗の記事だったわけですが、その時分、武家の二食はまだまだ珍しいものではなかったのでしょう。そういった意味では、江戸の町人は自由だった。その時代に、城下ではとっくに一日三食に移行しつつあった。まったく第八話の「貴人に食なし下賤に食あり」のごとく「将軍に食なく庶民に食あり」。さらに南北の時代には、三食どころか間食もいよいよ盛んになっていたのでした。

身に着ける物も、食べる物も質素であった吉宗です。南北流に言えば、分限を守り、さらにそれよりつましく日々を送っているということでしょう。たしかに借財を抱えた紀州《きしゅう》藩を立て直し、さらに将軍となって徳川を中興しただけのことはある。

麦飯と子孫繁栄

では『修身録』からの問答です。ここに子孫家督の心配を抱えて南北を訪ねて来た者がいます。南北も含め、町で暮らす者にとっては、将軍の日々がいったいどんな日々なのかなど、とても実際を知るはずもないのですが、南北はその問いに、吉宗にも通じるような、じつに高遠な心構えを諭します。

南北相法修身録・六十五
問曰。我子孫《しそん》永久《ゑいきう》の為に家督財宝を遺《のこ》し先祖の孝を立《たて》んと欲す。是如何《これいかん》。

「子々孫々が永々と続いてゆくようにと、わたしは家督と財産を残してやりたい。そうして先祖に顔向けがしたいのですが、これを南北先生はどう思われますか」

江戸時代の商家の主であるならば、だれしもそう願うであろうはなしですが、いや、現代だって、どこの国でだって、このいかにも親らしい願いに、そうそう違いがあるものではないでしょう。

しかしこれに応ずる南北の答えは、問うた人の想像を大きく越えたものだったのでは、と思うのです。


答曰。大に非なり。是《これ》親の慈悲にあらず子の為に大に仇《あだ》なり。財宝あればいつも如《かくの》是《ごとく》と思ひ徒《いたづら》に月日《つきひ》をおくり家業にはげむ事不能《あたはず》して終《つい》に家を破る。又《また》財宝大に富むといへども心不全《まつたからず》して慎み悪《あし》ければ終《つい》に財宝を失ひ家を破る。

又《また》子孫永久なさしむる事は其《その》親正直《せいちょく》を本《もと》として慎みを常とす。是《これ》を厳重に守り子孫に是を常に見せしむべし。

又子孫の為に万物の費《つい》へをなさずわづかといへども廃《すた》る物を助《たす》け年々《ねんねん》此《この》徳を積《つみ》是《これ》を子孫の家督として天地に延《のば》し其《その》家に遺《のこ》しをくべし。

是則万代《これすなはちばんだい》不易の家督にして亡《ほろぶ》る事なし。尚《なを》慎みを家法として子孫に是を伝《つだ》へおくこと先祖への孝にして尚《なを》親の慈悲なり。

夫《それ》美食は家を亡《ほろぼ》し麁《そ》食《じき》は家を保つと知《しる》べし。総《すべ》て三都繁華《はんくは》に住《ぢう》する人は其《その》身賤しきも精米《こめ》を食するは常也《なり》。又《また》辺鄙《へんぴ》田舎に住む人は家豊饒《ゆたか》なれ共《ども》糲麦《むぎ》を食するは是又《これまた》常なり。

されば繁華に十代を経《へ》たる家は稀《まれ》なり。田舎《いなか》に数十代連綿として子孫たゑざるものは多し。

是《これ》を以て是を見れば美食と麁食《そしょく》との二つにあり。只可恐《ただおそるべき》は食なり。慎むべし慎むべし。

では答えよう。それはまったくよからぬことだ。家の主として家業財物を遺すというのは子のための慈悲などではない。財物があれば、それがいつまでもあると思い、いたずらに時が過ぎて行くばかりであろう。家業をおろそかにしてついには家をつぶす。いくら大なる財物があるといっても、心がけもなく慎むことができぬ者は、やはり家も財物も亡くしてしまうのだ。

子々孫々を永々と継がせてゆくためには、まず親が正直であることを根本として慎みを常に守る。これを厳重に為して、その姿を子孫に見せておくがよいのだ。

子孫を思いやっては万物を無駄に費やすことはせず、もしわずかなものであっても捨てるようなものも救って使ってやり、年々この徳を積み重ね、この徳をひとたび天地にお預けする。このようにして子孫への家督を遺すがよいのだ。

これこそが不易《ふえき》の家督というものであって滅びることはあらぬのだ。これを家法として子孫に遺してやることこそ親の慈悲というものだ。

そもそも美食は家を滅ぼし、粗食が家を保つということを知るべきであろう。およそ京大坂江戸の三都に住む者は、上下の隔てなく、精白米を食すのが当然のこととなっておる。だが田畑山間海辺の村落に住む者は、たとえ富裕の家であってもあらい麦を食べるのが当り前である。

だから繁華の都に十代続く家は稀。だが田舎には数十代にわたって連綿太々と子孫が絶えぬ家が多々なのである。

このことを以って食と家をよくよく見れば、美食と粗食がもたらすその差が判るであろう。ただただ恐るべきは食である。慎みの上にも慎むがよい。

この、家督より家法、財宝よりも慎み、という答えこそは、完全に南北の思想世界だと言っていいものですね。ところがこの答えにはつけたりがある。

それは白米への恐れというものです。

『修身録』が世に出た時、水野南北はおよそ五十歳。序章でも述べたようにちょうどこの時から南北は米を断ちます。おかずはほぼ野菜ばかり。これでは栄養が足りていないと思うのですが、南北は世の人に少食と粗食の徳を示すため、と言ってこれを変えません。たしかに食事は一日三度、定めて摂っていました。しかしながら量は少なくて麦飯が一食に一椀ほど。しかし普通に麦飯と言えば、麦といっても米を混ぜて炊く。これは南北の後半生とほぼ同じ時代の上方と江戸の三都の風物を記録した喜田川守貞《きたがわもりさだ》の『守貞漫稿《まんこう》』にも見えています。しかし南北はまったく麦ばかりを炊いていたというのです。

当時の三都では麦飯はなかなか好まれません。麦飯にとろろやだしを掛けて、といったものもこのころにはすでにありました。養生を考えてあえて麦飯にする人もいなくはない。こういった話もまた『守貞漫稿』は伝えてくれていますが、麦飯は、その食感とともに手間が要ることもあって避けられていたのでしょう。それは昭和敗戦後の食糧難の時期においても同じだったのでした。

けれどもこれなど南北は、まったく納得するところではありません。「天子将軍に差上げるお膳は白米である。そして下々万民もまた白米なのである。だがこれがどれはどにとんでもないことか分っているのであろうか。われわれの分限であってみれば、麦ですらまだ恐れ多い」（修身録第二巻・五）

謎の「江戸わずらい」

ところで当時の三都には、原因の定かでない都市病といった類のものがありました。それが脚気《かっけ》です。そしてこの事情は明治になってもあまり変わらず、陸軍の軍医中枢は伝染病のようにも扱いましたが、その原因の確定は大正直前まで待たねばなりませんでした。米は、麦と比べてビタミンB1が大きく欠けています。にもかかわらず米を搗《つ》く。すると米の栄養素はビタミンのみならずさらに削り落とされてしまう。つまり脚気の原因は、多くの医学者の見立てとはちがい精白米中心の食による栄養の欠乏にあったのでした。

将軍は白米を召します。もしその将軍がさらに偏った食をし、副食によってもビタミン

Ｂ１の欠落を補うことができなければ、やはり脚気になる。脚気は死病でもありましたし、これは将軍といえども例外ではありません。むしろより危険であったほどです。

当時、江戸とその近郊ではこの病のことを「江戸わずらい」と呼んでいました。江戸に出て暮らせば脚気となり、帰郷すれば治ることが多い。つまり原因らしきものはうっすら見えていたのだと思います。そして「麦の村落と白米の都市とはまったくちがっている」と認識していた南北にも、やはりそれは見えていたのだと思う。

この脚気は現代でも起こり得る病です。たとえばインスタントラーメン。いまでは袋麺と言った方がわかりやすいですが、麺は小麦粉が原料。ところがこの小麦もかなり精白されている。したがってそれだけでは決してビタミンＢ１が足りるとは言えない。そして副食も摂ることなしに、ラーメンと白飯で手軽に満腹になってしまう。

そのためにある時期から、多くの袋麺には各種ビタミンが添加されるようになりましたし、それはいまも続いているのですが、これなどもやはり脚気を含む栄養失調の予防のためと言えるものなのでしょう。

美食はたしかに恐ろしい。しかし南北はただ単に粗食なら吉、と言っているわけではありません。こんな注意喚起すらしています。「もっとも粗食で暮らす者だといっても、大喰らいで定めのないような者は大凶である」。これもまた、食における偏りの危うさを指摘しているものにあたるのでしょう。（修身録第一巻・九）

食はありがたい。そして楽しむべきものである。しかしむつかしいものでもあります。近年になって「食育《しょくいく》」という言葉があらたに創造されましたが、そういう言葉をあえて設定する必要が、日本のいまにはやはりある。

豊かさと自由が満ち、食物にも、その摂取の時間にも制限がなくなり、選択の幅が広がれば広がるほど人はその食に迷う。健康のための浮説《ふせつ》もまた世の中にあふれかえる。大多数がよいと信じるものがそうであるとは限らない。いったい自分のからだの中になにを摂り入れるのか。食物に限らず、薬物においてもこれをまちがうと、あっと言う間に命取りになる。

人間が物を食べて生きてゆく以上、これが深刻な問題であることは、今も南北の時代もなんら変わりはない。そうわたしは考えるのです。

第十三話　食を誤れば徳を失う　過食は飯を捨つるにも劣るべし

陰徳の謎

さてこの第十三話で、問いを発する者は「陰徳」とは何かを問うています。その問いかけは短くて単純です。しかし単純な問いには、なにか底があることが多いものです。

南北相法修身録・五十二より

問曰。先生の仰《おほ》せ我《われ》愚蒙《ぐもう》にしてきこえ難し。誠《まこと》の陰徳《いんとく》をきかせ給へ。

「先生の言われることは、わたしの鈍い頭ではどうしても理解できないようです。どうかその、真の陰徳というものを、わかるように解き明かして下さい」

しかしここに記された問答には、おそらく省かれた前段というものがあるのでしょう。

答えをもらっては問い、また問い直すという過程があったように思います。

それはこの日にあったとは限らない。幾度かやって来ては、南北に問うことを繰りかえしていたのかもしれません。が、なかなか腑《ふ》に落ちないところがある。

ともかくこの問い方は、真の陰徳というものを、どうしても知りたいわけです。身の上相談ではなく、抽象的な陰徳というものを、どうにかして南北に教わって掴みたい。

この問いに対して南北は、陰徳には直接触れず、まず自分の身を守れ、からだによいことをせよ、という見地から答えを出してゆきます。

答曰。誠の陰徳は五穀《ごこく》地に廃《すた》るといへども是《これ》をいとはず又《また》飲食腹《はら》に節《せつ》なると思はば是《これ》を廃《すつ》る。

尚《なを》わづかなりといへども万物の費《ついへ》をなさず唯日月《ただじつげつ》の徳を忘れざるを要《よふ》とす。是《これ》を誠の陰徳といふなり。

此《この》陰徳をしらざるものは一粒《いちりう》の五穀地《ち》に廃《すたる》を見て大にかなしむといへども美味《びみ》あれば一椀《いつわん》をよけいに食す。是《これ》一粒の廃《すた》る事をかなしみ一椀の費へを知《しら》ず。

是皆《みな》誠の陰徳をしらず明徳《めひとく》を損ずるの類《るひ》なり。夫《それ》天は無禄の人を不生《せうぜず》といへり。命《めい》あれば食あり。食尽《つき》る時は命随《めいしたがう》て亡ぶ。是一飯《いつはん》を費す事わづかといへども天命を損ずる事大なり。故によけいに食するものは己《おのれ》が命徳《めいとく》を不知《しらず》。

では聞かせよう。真の陰徳の在りようとは、もし穀物の粒が落ちていたとしても気にせず、だがもし腹が節となって八分目にまで至れば、残りの食物は捨てる。もしわずかであってもこの世の万物を無用に費やさず、ただただ万物を生み出して下さる太陽と月の徳を胸にする。真の陰徳とはここに在る。

この陰徳の在り処を知らぬ者は、一粒の穀物が落ちて捨ててあるのを見るだに心を痛めるのだが、口に美味いものがあったならば御飯一杯を余計に腹に入れてしまう。一粒を見捨てられぬくせをしていながら、一杯のムダには心がゆかぬのだ。こういう手合は、陰徳に至らぬばかりか、ありきたりの徳をさえ失う。

天は人をお見捨てにはならぬ、無禄の人をつくらぬ、と言うではないか。本来、いのちの量と食の量は等しくになるよう与えられているはずだ。だからその持ち分の食が尽きる時は、いのちも自然と亡ぶようになっておるのだ。
たかだか一杯といえども、これをムダにしたならば、天から授かったいのちを大きく損う。だからこれを余計に食べる者は、与えられたおのれのいのちの有難みを知ってはおらぬのだ。

南北がここで言おうとしているのは、突き詰めて言えば「もったいない」の精神なのでしょう。まったく「もったいない」はその発音のまま近年世界語にもなりましたが、いまわれわれが世界標準で使う「モッタイナイ」の理解と、南北の思考経路の「勿体無い」の概念とでは、物を大切にすることでは同じでも、その趣《おもむき》をまったく異にすると言わねばなりません。

南北はただ単に、物を費やしてしまうことをもったいないと言うのではありません。物を無用に費やすことで、その物を与えてくれた天地の徳を損ね、その結果、おのれの徳、ひいてはいのちをも削ってしまうことを、もったいないと言うのです。

陽の徳と陰の徳

そのころの京大坂には、町人が抽象的な思索を好むといった下地がたしかに存在しておりました。やはりこれがあってこそ『修身録』の特異に抽象的な思想は成立し、また出版に至ったものなのでしょう。

そしてこの問答にも見えるように、そもそも南北は抽象に強い人だった。いや、抽象と具象の往き来の上手い人だった。それは『修身録』以前に著した『南北相法』にしてからがすでにそうであったのでした。そうでもなければ、観相はできぬものです。

ただ南北は、書物を介することなく直接に、人間と世界を抽象的にそして体系的に捉えることに長けていた。こういった能力は、もともと南北の底にあったものに加えて、やはり観相によって養われ強められたものなのでしょう。

その南北は、手はじめにまず、一粒の穀物と一椀の飯を比べていますね。事情をわかりやすくするために、事を身近で具体的な物と数に置き換えたのでしょう。当時の人にあっては、米こそはいのちの綱の糧であり、また通貨にも等しい存在でありましたから。

米粒は、普通一グラムで五〇粒すこしほどだと言われていますね。もちろんこれは、生米としての重さで、ご飯になった時はその倍とすこしの重さになります。

ご飯一椀が半合程度だとして、生米で六〇グラム強。ちなみに『修身録』は、ご飯の量のことを「椀」「膳」「杯」という風にいろいろな単位でもって書いていますが、これはどれもおなじ量を指しています。しかしどうしてこうなったかと言えば、南北がその場その場の言葉で言い、またそれを書き留める者も、それをそのまま勢いで記録したからなのでしょう。

その米粒も一椀となると三千粒強。わたしが毎日いただくお米は、玄米であってもそれよりはかなり小粒のようで、試しに簡単に数えて掛け算をしてみますと五千ほどにもなるようです。これをうっすらと精米していただいていますので、もしかすると六千以上なのかもしれません。

さて、目の前の数粒にこころを傷める者が、いざ食事となると、千粒をもこえる米を無駄に食ってしまう。余計に食べた米はこの世から消えてしまうばかりではなく、消化のためにからだに余計な負担をかけ、やがて人のからだを余計に働かせようとする。

たしかにその分だけ動き働くことをすればよいのかもしれないが、もしそうもしないのであれば、その余計の分は贅肉となってしまって病を呼ぶ元となる。これこそ「もったいない」ではないか。つまりこれがこの問答における南北の思考経路なのだろうと思います。したがって、無駄なひと口をやめることが、大きな善であることは容易にわかる。数粒と千粒では、やはりくらべものにならない。しかしこの説諭だけでは、陰徳の意義を、問い主によく解き明かしたことには、やはりならないでしょう。

ですから南北のこの答えに、『修身録』から別の言葉を持ってきて足してみたいと思うのです。南北は徳を明徳と陰徳にわけてこのように言っています。

「もし子の持つ悪因を解いてやりたいのであらば、それは陰徳の外にないであろう。慈悲や放生《ほうじょう》などの善行はたしかにいくらもあるだろうが、これらはすべて人の目に触れる徳であって陰徳ではあらぬのだ」

「真の陰徳とは、あなたが日々食べてしまうだろう食物の、その半膳を我慢して天地にお返しすることだ。この我慢は、内心の決め事としてあなたが知っているだけのことで、外にはだれも判りはせぬものだ。これこそが真の陰徳であって、もしたとえひと口であってもこれを日々守って続ける時には、子の悪因とともにあなたの悪因も解くだろうこと、夜空に明月を指差すほどもたしかなことであるのだ」（修身録第一巻・五十六）

たしかに陰徳だけでもって陰徳のなんたるかを説明するのはむつかしい。しかし明徳と比べてみるとこれがよくわかる。

『修身録』の中において南北は、以上のことを前提として、陰徳という言葉に、二つの注意を託しています。

そのひとつ目は、表を飾るような明徳は、その当人の内実を痩せさせてしまうことにもなるので勧められないということ。つまり望ましいのは人に知られぬ徳である陰徳だということ。いわばこれは明徳と対比した場合の陰徳です。

そしてふたつ目が、からだの外ではなく内で食を節するという陰の徳行が、真の陰徳にほかならないということ。これは絶対的陰徳です。結局は食の慎み以上に高い徳はなく、これこそがまったくの陰徳である。南北が常に欲する陰徳とは、やはりこの食を通じた絶対的陰徳なのでありましょう。

「腹八歩」とは

ではその陰徳が求める食の慎みのためには、食はどこでとどめるのがよいのか。

当の南北は、この第十三話の問答の冒頭で「飲食腹に節なると思はば是を廃る」と言うが、その「節」とはいったいどの時点のことなのか。

これについても『修身録』の別の節を援用して説明しましょう。ちなみに『修身録』では「腹八歩」と記してありますが、以下では通用にしたがってそれを「腹八分」に置き換えています。

「人はからだの大小、強弱によって各々分限があり、それに応じた食事の量がある。たとえば三膳で満腹の者は、二膳半が腹八分である。ここに至ることを節という。人というものは、食事をしようと欲すれば腹の口が自然と開くようにできておる。この時、この腹に二膳、二膳半と飯を入れると、腹の口はすっと閉まる。この節は自然とわかるものだ。これが腹八分なのである」(修身録第三巻・六)

そして南北はこれに続けてこう言います。「慎み悪しき者は、腹の口が閉まってからもなお食おうとする。そのために食が滞《とどこお》る。これを宿食《しゅくしょく》と言う。宿食こそは、病と亡運を呼びこむ元となるものであるのだ」

ですから、この「節」「腹八分」「陰徳」をつなぎあわせて考えると、おおむねこういうことが言えるのではないでしょうか。

陰徳といってもそうそうむつかしいものではない。食に慎みがあって、腹八分を守り、このことによって、みずからのからだをつねに大切にしていれば、それはすでに陰徳であるのだと。

第十四話　宴会に罠あり　腹が節に達せば膳より去るべし

食えと言われて素直に食った

いまもむかしも少食を守る人は多いでしょう。少食こそ、万人が知る食養生ではあろうかと思います。多少の我慢は必要ですが簡単である。道具もお金も要りません。しかしこれをどの場面でも貫徹するとなると、摩擦を生むことも多いのでしょう。

ところでその当の食というものは、人と接する際に、いくつもの場面を生じます。

からだを養う食物。生物として栄養をこれによって受ける。

作物としての食物。とくに植物の場合は、季節を人に教えてくれる。現代では、日照や温度ならびに灌水《かんすい》の人工管理、また大幅に進化した乾燥、加熱、真空、冷凍などの保存技術によって、本来の「旬《しゅん》」というものは希薄になってはいるでしょうが、しかし食物の有する季節感がなくなってしまったわけではない。

また歳時の催しや社寺の行事によって彩《いろど》られる、文化としての食。季節の食が自然の食だとすれば、これなどは精神化された食といってもよいでしょう。

そして人間同士によって営まれる交接の食。これは食の社会化です。俗に言うところの「人づきあい」というものです。この第十四話の問答で扱われる食がこれにあたる。

南北相法修身録・六十二

問曰。我《われ》食を慎《つつしむ》といへども他《た》に招《まねか》れ膳部《ぜんぶ》数多あり。是《これ》を悉《ことごと》く喰《くは》ざれば大に食徳《しょくとく》を損ず。

「わたしは食を慎むことを大切にして生きておりますが、人に招かれて宴《うたげ》ともなれば、お膳がひとつ切りで済むわけにはまいりません。しかし出されたものをすべて食べねば、食の徳を損ねてしまう。このような席ではいつもどうしたものかと悩みます」

ここで問いの主は「食徳」という言葉を使っている。これは、残したりするのは食に畏《おそ》れ多い、ということを言っているのでしょう。しかし食事を出してくれる主に対しての遠慮というものもまた含まれている。ところが南北の答えはなんとも直截《ちょくせつ》なのです。

答曰。大に非なり。客と召《よば》れ膳部数多《かず》く有《あり》て是《これ》を食するに腹に満たるといへども不喰《くは》ざ《ざれ》ば廃《すた》る事を悲み困《くる》しんで是を食す。是腹中に入りて屎《くそ》となる事を不知《しらず》。唯眼前《ただがんぜん》の費《ついへ》を悲《かなし》む事大《おほい》に非なり。誠《まこと》あるものは是を不喰《くはず》して廃《すつ》る。是を其日《そのひ》の陰徳とす。大に慈悲なり。

夫廃《それすつ》る時は生《せう》あるものの命《めい》を養《やしの》ふ。屎《ふん》を以て命を養ふ事不能《あたはず》。尤《もつとも》外見より食を費すと見《みゆ》れども費《つゐへ》にあらず。是皆《これみな》人の不知《しらざ》る処の陰徳なり。是を誠の陰徳といふ。則《すなはち》天地の徳にして後己《のちおのれ》が得《とく》なり。凡施《およそほどこす》を以て徳といふ。是二度《ふたたび》己に廻《めぐ》り来《きた》るを以て又得《とく》といふ。故に施《ほどこす》は得《う》るの本《もと》なり。

又天地の陰徳を不知《しらず》唯得《ただうる》を以て得《とく》とするものは失《うしのふ》の本なり。故に唯一口《ただいとくち》の食といへども腹《はら》に節《せつ》なると思はば不喰《くはざる》を以て天地の陰徳といふ。

一　では答えよう。それはまったくちがう。客として招かれることがあれば二の膳、三の膳と膳の数は多かろう。箸をすすめて、食事の途中でもう腹一杯の節となっても、ここで残せば捨てられるだけだからもったいないと思って、苦しみながらまだ食べ続ける。しかしこの腹に入った余分のものは、ただただ糞になるだけ、ということがわかってはおらぬのだ。

目の前の無駄ばかりに気をとられるのは愚かだ。真の誠がある者は、これを食わずに捨て、この行いをこの日の陰徳と為す。じつに慈悲深いことと言えよう。食物を捨てたとしても、他のいのちの養いにはなろう。糞では役に立たぬのだ。捨てるということは、見た目にはもったいなくとも、決して消尽《しょうじん》ではなく、その実は人知れず行う陰徳なのである。

真の陰徳とはこれなのだ。これが天地の徳となり、後におのれの得となる。施しは徳である。これが戻り来ることを得という。だから施しこそ得の本となるものなのだ。

天地の見えざる陰徳を理解せずに、ただただ得を追おうとしたのでは失うばかりだ。だからその場の、あともう一口の食であったとしても、腹に節を覚えて八分目に至ったのなら、それ以上の食はそこで止める。これが天地に食をお返しする陰徳というものにほかならぬのである。

酒宴戯画絵巻

しかしこの「誠あるものは是を不喰して廃る」と言って食事を止めるというのは、なかなかできることではありません。自分の都合で食べるのを止めるというよりも、陰徳の誠のために止めるというのですから、宴席が切迫した場面にならないともかぎらない。

南北の、この身の慎みを第一に置いた生き方について、個人主義だ、いや一身主義だ、また家業主義だ、そして汎世間主義だと、ここに至るまでいろいろと言ってきましたが、この問答に見える南北の答えは、たとえ世間に背いても一身の健康を守れという、一身主義以上の、孤立主義とも言うべきものなのでしょう。

人の目を気にして、流れにまかせて、迎合して、同調圧力に負けて、それで病んだりしたらどうするんだ。孤立主義は、いのちを守る行動、なにより保命の術であるわけです。

そして南北には、陰徳とは一人きりでするものだという確信がありましたから、この言わば「宴席謝絶」の辞は、そのすぐれた一例なのでしょう。まさに陰徳第一主義です。

しかしいくらこの南北とて、宴席の楽しみを知らないわけではなく、それどころかむしろ大いに酒を好んだ人でしたから、酒宴についてこんな愉快なたとえを記しています。

「少しの酒は気の力を増すものだ。血もめぐらせる。しかし多ければいのちを削る。神は大酒を好まれぬ。それは酒宴を見ればわかるであろう。はじめは美味なる酒に皆が笑うておるが、しかし時が経つと、だれしも飲むのがつらそうに飲んでいるではないか。これは内なる神が苦々しく思っておられるからなのだ。翌日ともなれば後悔し、薬を飲んでなんとかしようとし、治れば治ったでまた飲む。これが年々重なるともなれば、どんな壮健な者でも病身短命となろう。まったく当然の結果ではないか」(修身録第三巻・九)

孤独の陰徳を守る南北は、おそらくは孤独の御酒、それも一日一合をずっと守った人であったこと、これは序章で述べた通りです。

宴席謝絶の人

どんな豪華な御膳でも、腹が満ちてきたならそこで止める。当時これを実践していた人がいました。大坂道修町《どしょうまち》の三世小西喜兵衛《こにしきへえ》という人です。道修町と言えばいまもむかしも薬の街。喜兵衛はその薬種《やくしゅ》商の大店《おおだな》の主でした。南北より十五歳ほど若い人です。そしてある時、南北にめぐり逢うのですが、その時の事情を当人が述懐していますので、まずこれを抜き書きしてみましょう。

「わたしはもともとが孤独で貧窮で短命の生まれつきであったのでしたが、物という物は粗末にはせず、なにより自分自身の飲食は、朝と夕の二度、八分ではなく七分か六分以下にとどめて、避けがたい会食もどうにかしてできるかぎりは断って、友だち付き合いがあるにしても、わたしは倹約しているのではなくて自分の養生のためだからと言って七分か六分よりは食べることをせず、こうしているうちになんとか五十歳を迎えようとした時、この物と食の徳のおかげがあってか、南北先生にめぐりあってお会いすることができたのです」(安心弁疑論要決《あんじんべんぎろんようけつ》・施本《せほん》略記)

そしてこの時、南北は三世喜兵衛に向かって自著『修身録』の中からひとつ、ふたつと例を示したということなのですが、わたしは確信しているのです。その例のひとつは、まちがいなくこの第十四話の「宴席謝絶」の問答であったのだろうと。

三世喜兵衛はきっと、これは自分のことが書いてある、と驚いたことでしょう。

こののち三世喜兵衛は、南北の門人となって水谷一道《みずたにいちどう》を名乗ります。水谷の「水」は、師たる水野の水を賜《たまわ》ったのでしょう。その一道の功徳は、京に住む師を助けたばかりでなく、師の生前の内に『修身録』ならびに南北少食の説言をまとめ、一冊の施本としてみずから博《ひろ》く頒布《はんぷ》したことにありました。

その冊子が、先に抜き書きで示した『安心弁疑論要決』というものです。一道の子孫は、板木が磨滅すればそれを活字印刷に代えて、文政から昭和までの百年以上の長きにわたり、上方でその施本を続けたのでした。

水野南北は天保五年十一月十一日（西暦では一八三四年十二月十一日）に没します。およそ七十余年の生涯でありました。その墓は大坂天満《てんま》の法輪寺《ほうりんじ》に定まりましたが、これには伝記史料があります。「南北が没して後、門人たちは集って相談の上、師を西大満寺町の法輪寺に葬ることとし、五尺をこえる不動明王の石像を建てて、それを師の墓としたということである」（浪速人傑談《なにわじんけつだん》・水野南北）

この天満の法輪寺は一道こと小西家の菩提寺であり、その一道が南北をここに招いたのでした。そして南北ゆかりの、厳《いか》めしい相貌をした不動明王には、やんちゃな制多迦《せいたか》童子、夢見がちな矜羯羅《こんがら》童子が寄りそっていました。不動三尊です。

しかしこのお像の石は砂岩でありました。風化に強いとは言えない。年月とともにやはり磨滅がすすみ、没後百年を期し、元の形に戻すべく二代目のブロンズ像が鋳込《いこ》まれる。それは昭和九年（一九三四年）のことです。

そしてその昭和も戦後となると、天満の法輪寺は、附近の道路拡幅のためもあって摂津《せっつ》武庫之荘《むこのそう》へ遷《うつ》ることとなる。南北ゆかりの二代目三尊のお像も、お寺とともに大阪を離れて、同道します。

しかしこの時、この御像は、南北の墓としてではなく、だれもが心安くお参りできるように、水野南北ゆかりの出世不動明王としてあらたに祀《まつ》られるようになったのでした。

お像の前は、小さな休憩所となっていて、いつも清らかで花があります。お年寄りの方が腰掛けておられたり、また下校時の小学生が立ち寄ったりと、お寺のご住職をはじめ、檀家の皆々さまばかりか、近くに住まわれる方々もいまなお南北を存じておられて、大切にして下さっておられること、まことにありがたいことと思うものです。

しかし代々の小西喜兵衛の遺徳も忘れるわけにはゆきません。多くがその施本によって南北の考えを知ったのです。水谷一道一人の食の陰徳は、一道一人にとどまるものではなかったのでしょう。そしてわたしも、その余徳に深く感謝する者の一人なのです。

第十五話　至誠の施し　空腹を覚えてこそ陰徳たるべし

放生に御利益なし

南北の少食説は単純です。わかりやすい。そしてそれは先行する『養生訓』にも見えていたものでした。しかし同じ少食説でも、南北の少食陰徳説となると、わかりにくいところがある。

この問いの主も、前々話の例と同じくその陰徳を問うています。

南北相法修身録・五十一より

問曰。陰徳の事は放生に利あるや又《また》食財宝を施すに利あるや。

「放生は、陰徳のためによいことと言えるのでしょうか。また食物や金銀など物を施すのは、どうなのでしょう」

人間というもの、祈るにしても徳を積むにしても、けっしてそれだけが目的ということはあまりありませんよね。たしかに徳を積み、祈ることをすれば清々《すがすが》しい気持ちになるということはある。しかし悲しいかな、人はその祈りと徳の向う側に、利益というものを見ていないわけではない。

ところがありがたいことには、南北はその俗心を肯定します。

ただ間違った陰徳については強く否定します。そして南北がとくに指弾するのが放生会《ほうじょうえ》というものです。仏法に則っているにもかかわらずその徳は低いのだと。

その理由はと言えば、敢えて捕えた鳥や魚を放つという放生というものが、迷惑でしかないこと。「遠い国からわざわざ連れてきた人を、繁華の都の真ん中で途端に一人にしてしまうようなものだ」。そもそもいのちを救うのであれば「すこしでも鳥魚を食うのを控えればよいだけのことではないか」。まことにもっともな話です。（修身録第二巻・三）

この放生のなにが南北の気に入らぬといって「人の目に触れる放生は、密かに人の内でする陰徳とはまったくちがう」というところにあります。（修身録第一巻・五十六）

しかし施しというもの、また施しのこころそのものこそは、南北のもっとも大切にするところでした。この問答の南北の答えの、施しに関係する部分を見てみましょう。


施すといへども何を以て施す。財宝は天下のざい宝にして己《おのれ》がものにあらず。食は其《その》受《うく》る人の食なり。

我《われ》何を以て生じ来《きた》り何を以て施す。唯己《ただおのれ》が持来《もちきた》りたるものは食なり。是を施すを以て誠の陰徳といふ。

然《しかれ》ども己《おのれ》が十分に食して施す時は是施《ほどこす》にあらず。皆其《その》受《うく》る人の食なり。

己《おのれ》が一飯をひかへ半椀を施すを以て誠の施《ほどこし》といふ。

是《これ》大に陰徳なり。其《その》徳終《つね》に六合《りくがう》に満《みち》て又己《おのれ》に廻《めぐ》り来《きた》る。是を常に行《をこの》ふ者を以て誠の陰徳者といふ。

如是《かくのごとく》の人は短命といへども寿《じゅ》あり。貧といへども福有《あり》。万《ばん》凶《けう》万《ばん》悪《あく》を亡す。


施すというが、何をもって施すつもりなのか。そもそも金銀財宝は天下を廻るものであって、誰かだけの持ち物ではなかろう。そして食というものは、与える者の持ち物ではなく、それを食べるはずの者の持ち物であるべきものだ。

あなたは何によって生まれ来て、何を以って施そうとするのか。人間本来の唯一の持ち物はただ食物ばかりである。このおのれの食物を施すことを本当の陰徳というのだ。

しかしおのれ自身が満足の行くまで食べておりながら、その余分を施したというのではもはや施しとはならぬ。その余分の食物は、本来それを享《う》けて食べる者の持ち物であるからだ。

だがおのれの一飯を控えて、その半膳でも人に施す。これを誠の施しという。

これこそが大きな陰徳である。ついにはその徳はこの世界宇宙の六合に満ちて、やがておのれに戻ってくる。この陰徳が続けられる者のことを誠の陰徳者というのだ。

これを行う者は、たとえ短命の定めがあったとしても長寿に、貧の定めも福に変えてしまう。万凶万悪さえ滅ぼすのだ。

南北は金銀銅といった財宝の徳を高く認める人でした。「この世に物をめぐらせるために日夜世間を駆け回って働く金銀銅の徳は父母の恩も同じである。これがもしこの世に無い、ともなれば、かまどの煙はたちまち失われてしまう」（修身録第一巻・四十三）

しかし通貨の徳というものは、やはり人の外側である世間に属します。陰徳は人の内側からせよ、というのが南北の諭しです。だから人にとってもっとも大切なものをその内側から差し出せと。それが食であることは、ここまでずっと述べてきたとおりのことです。

そしてこの食の陰徳は、世界宇宙に満ちるのだと言って、はじめはたった一人きりのはずだった徳が、なんとも壮大なはなしにつながるのですが、南北は、人の品格というものもまた食の陰徳ある者にこそ宿る、と観じていた人なのでした。

たとえば、僧の場合がこうです。「人の貴賤はすべて飲食が決める。どんな名僧であろうとも、食がすべてなのだ。いくら博学の僧だと言おうが、ほしいままに喰らうような者であれば、たとえ謙譲の振舞いをする者であったとて、尊まれることなどまったくない。天がその者を認めぬからだ」（修身録第一巻・四十七）

そして南北は、この名僧とは真逆の僧のことも記しています。「念仏は尊くどこまでも有難いものだ。だが物と食に恵まれた大寺の和尚が、緋の衣を身にして、堂の内で数珠《じゅず》をつまぐりつまぐり念仏に明け暮れしたからとて、これはだれにも知られまい。しかしたとえ仏法そのものに愚昧《ぐまい》であっても、五穀を断った木喰《もくじき》の上人《しょうにん》がもし往来にあったのなら、老若男女だれもがこの哀れにすら見える上人の姿を拝むであろう。ほかに何の理由もあるまい。それは木喰の上人に食の徳が備わるからだ」（修身録第三巻・七）

陰徳の法脈

さて、この南北の説く「一飯をひかへ半椀を施す」という徳を受け継ぎ、広く説いた者がいました。井上正鐵《いのうえまさかね》がその人です。

その正鐵は江戸住の武家の出であったが、若き日より神道国学の師を求めて諸国を巡っていた。そのように伝えられています。

二人の出会いは、南北が五十代、正鐵はまだ二十代、それぞれが伊勢《いせ》参りの途次《とじ》、同じ宿となります。これは南北が『修身録』を完成させてしばらくのころ、つまり文化年間のことでした。そのおりは互いに相手が何者かをまったく知りません。

しかしきっかけあって正鐵に引き合わされた南北は、その顔と姿を相して「どうもあなたは自分を隠しておるようだ。しかしその高い志はいずれ達することを得て、やがては人を導く者となろう。だがもしなにかしら驕ることがあったなら、高みから落ちて身に害が及ばぬとも限らぬ」。そう告げたということです。

これに感服した正鐵は、すぐにも南北につきしたがって、京の東山《ひがしやま》に在った南北の庵《いおり》に入るのですが、その扱いは酷いもので、教えなどはなく、まず粗衣粗食。そして清水寺《きよみずでら》での水行。さすがの正鐵もこれには納得がゆきません。しかし次第に清々しさを覚え、腹中も軽く、この境遇に幸福を感じるようになります。

正鐵は翌年にはもう、この南北の庵を離れたようですが、その後も神道修養の旅は続けて、調息《ちょうそく》の法、祈りの式など諸々を学んで身につけ、江戸に帰って活動をはじめ、やがて日光《にっこう》街道千住《せんじゅ》宿の北西、梅田《うめだ》の神明宮《しんめいぐう》にその根を下ろし、ここで広く自説を説くようになる。

そしてこの梅田には、近郷の者、また江戸の町人のみならず、武家の名のある者も正鐵の教えを慕《した》って集まってくるようになるのです。

その正鐵の独特の教えには、時に警世の言葉が含まれていたと言います。幕府はこれに新義異説の疑いをかける。南北の初見の見定めの通り、正鐵の身に「害」は迫っていました。

そしてついに天保十三年、寺社奉行所は正鐵に、その教義につき釈明をするよう迫る。正鐵は急ぎ書き取りを差し出します。この返答は後年、『神道唯一問答書』としてまとめられますが、その中の一項には「麁食少食」があるのです。

身辺危難に際して、門人を前にした正鐵は、まずこう告げます。「美食大食をつねとするようにもなれば、からだは壊れて、こころも沈む。さらには貧しさに苦しんで、人を見下す驕りの心さえ持つようになるだろう」

まことに正鐵は、師の南北の考えをよく伝えていると言えるでしょう。食のまらがいが起こすすべてのことは、このようにつながっているのだと。

そして続けて「それがなぜかと言うならば、美食大食を好む者は、困窮の人の食の不自由を思ってみようとする気持ちがないからなのだ。それに手を伸べようともせずに、ただただおのれのことばかりがすべてだからだ。目の前の飯一椀を、もしいまここで残せば、これがきっといつかだれかに届くのだという思いがない。田に米を作る者の労苦を、おのれの心にしようともしない」

「また美食をするばかりで、からだを動かさぬ者は、いずれ癇《かん》を起こすようになる。かと思えば塞《ふさ》ぎ込む。そうでなければ色欲にとらわれてしまう。富裕の家に育ってこれに慣れてしまった者はなおさらのことだ」

この食のまちがいは、こころとからだの衰えにとどまりません。「このような者に神は御心を向けて下さるだろうか。やがて御加護は薄くなり、苦労と禍ばかりが続き、いよいよ貧しくなることであろう」とも述べるのです。

しかしこの中でも、もっとも尊いのはきっと「目の前の飯一椀をもしここで残せば、これがきっといつかだれかに届くのだという思い」でありましょう。

とりわけこのくだりは、原典の「我一飯をのこして人の飢《うゑ》を救ふの心」の言葉そのままに、いまなお正鐵とその教えを慕う方々の、大切な拠り所となっているものです。

つまり南北の陰徳の教えは、正鐵によっても、このように美しく残されているのです。

その正鐵は、やはり寺社奉行所の「害」から逃れることを得ず、三宅島《みやけじま》に流されてその地で没します。しかしこれこそは覚者ゆえの法難であったのでしょうか。

けれども正鐵の奉じた神明宮は、いまも天保と同じ地に在り、そしてその梅田のおごそかな森は、正鐵の徳をいまなお静かに伝えてくれているのです。

第十六話　開運三年七年十年の説　食を慎むのみにして念ずべし

再起を祈る男

ある時のこと南北の許に、家督を失った男が訪《と》うてきます。

南北相法修身録・五十九

問曰。我運気《うんき》大に悪《あし》くして先祖の家督等悉《とうことごと》く亡《ほろぼ》し自力《じりき》を以て家を起すこと不能《あたはず》。故に此度《このたび》神を祈る。此願《このぐはん》満足あるべきや。

「わたしは運を逃してしまい、先祖が残してくれた家督もすべて失って、自力で家を再起することはもうできません。神に祈るばかりです。この願いは満たされるでしょうか」

しかしこれに対して南北は、憐《あわ》れむところがありません。淡々と開運の式を伝えます。

南北は、おのれのその法式に験《ためし》があり、つまり満々の自信があったのでしょう。

この式こそは、南北の『修身録』の中にある開運法でも、その最大のものだと言ってかまわない。そしてその法式が求めるものは、俗心を満たすものでありながら、不思議に慎み深く、なぜかどうしてか、じつに清々しい。


答曰。大に非なり。神何《いづ》れにある。汝の欲する処に悉《ことごと》く神あり。其《その》感応《かんをう》己《をのれ》が一念の通《とを》る処に有《あり》て悉く満足あるべし。

惣而《そうじて》神を祈る事は我《わ》が一命を献じ奉《たてまつ》りて祈る時は大に感応あるべし。

凡《およそ》食は我が命《めい》を養《やしの》ふ所の本《もと》なり。是《これ》を献じ奉る時は則《すなはち》己が命を献じ奉るが如し。

然《しかれ》ども我十分《じうぶん》に食して神に献じるとも是《これ》献ずるにあらず。唯《ただ》己が食を減じて是を献ずる事誠《まこと》に献るなり。

先《まづ》日々膳に向ひ我が念ずる処の神仏を心中に観じて唯今《ただいま》三椀の食半椀献じ奉ると唱《とな》へて二椀半を可食《しょくすべし》。

其《その》半椀は神《しん》忽《たちま》ち是《これ》を受《うけ》給《たま》ふ。必ず別に献ずるにあらず。

夫神《それしん》は正直《せうじき》の頭《かうべ》にやどり給ふ。猶《なを》濁りたるを受たまはず。唯志《ただこころざし》を受給ふなり。又己《おのれ》十分に食して日々神に美味を献じ奉るといへども是《これ》を悦び不給《たまはず》。唯己《ただおのれ》が食物の内を献じ奉る其志《そのこころざし》を受給ふべし。

又《また》肉食に限らず我食するものは少《すこ》しといへども皆如是《かくのごとく》にして己《おのれ》が不喰《くはず》して是を神に献ずる時は願《ぐわん》満足すべし。

小望は三年大望は七年高名は十年如是《かくのごとく》にして神を祈る時は諸願成就せずといふ事なし。


では答えよう。それはまったくまちがっていよう。神はいずれにおわすと思うのか。あなたの祈るいたるところに神はおわします。しからば神はそのあなたの一念の、そのことごとくに感応され、きっと満足を与えて下さる。

だが神に祈るということにおいては、わがいのちを捧げてこそ大きく感応して下さるのだ。

食とはいのちを養う根本である。これを捧げるとは、すなわちいのちを捧げるに等しい。

だがおのれは腹十分に食べておりながら神に食物を献じたとしても、これは献じたことにはならぬ。ただただおのれが食を減らし、その分を献じてこそ、誠の捧げ物になる。

ではどうすればよいのか。それは日々三度の食膳に向かって、おのれが念ずる神仏を心中に思いつつ、これより三椀の食事の内から半椀を捧げますと唱え、そしておのれはただ二椀半ばかりを食べるがよい。

その半椀は、たちまち神の受け給うところとなる。食を献じるために、わざわざ別の椀をこしらえることをしてはならぬ。

神は正直の頭《こうべ》に宿るというではないか。だから濁りあるものを受けては下さらぬ。ただただ清いこころざしばかりを受けて下さる。

またいつも腹十分まで食べる者が、日々神にいくら美味を献じようとも、これはけっしてお喜びにもならず受けても下さらぬ。おのれの食物の内から捧げようというこころざしばかりを受けて下さるのだ。

肉に限らず、あなたが食するものであれば、たとえ少しであってもこのようにして食を控え、その分を捧げるがよい。願いは必ずや満たされることであろう。小望なら三年、大望なら七年、高名であれば十年、かくのごとくして神に祈り続けるならば、諸願成就せざるということはあらぬのだ。

南北招福の法式

南北は長々と語っていますが、ではその法式が複雑なものかといえば、そうではない。もっと単純に言いましょう。すでに示してきましたように、要するに腹八分です。三膳を二膳半に、といっても現代ではそれほどお米を食べる人は少ないでしょうが、それだけのことです。

しかし本当にそれだけのことで果たして諸願まるまる成就するものなのだろうか。そう思われる方もおられるにちがいない。

わたしは、二〇一八年の前著『江戸時代の小食主義』で南北先生と『修身録』を紹介した際もそうだったのでしたが、南北の説そのものからはやや遠ざかり、できれば鳥瞰《ちょうかん》するようにして、その内容を全体にわたって静かに伝えようと心掛けました。

この新書では、少食の理と開運の利ばかりを据えておはなしをしましたが、やはり無理に「推《お》し」をしようとは思わない。けれどもこういうわたしの気持ちは、ここにお伝えしたいと思います。

南北の『修身録』をすでにお知りになっていて、多少とも少食をなさった方が、もしこの「三年七年十年」の説を、いまふたたびここでご覧になったのなら、にっこり微笑んでおられるにちがいない。失礼ながら、さすがに大望高名にまでは達しておられないかもしれないが、きっと自福を得ておられる。わたしはそういま思うのです。

ところで南北はここで年を区切って、三年、七年、十年と言っていますね。これは版によっては、一年三年七年十年になっている場合もありますが、大差はない。これも例えの一種なのでしょう。

そして南北には、この第十六話の問答とはやや異なる、こんな三年説もあるのです。

「気が開けば運も開く。運気という言葉には、こういう訳があるのだ。しかし食が過ぎれば腹は重くなって気もそれにつれて沈む。気が沈めば気色も血色も閉じてしまう。よって運気も滞る。だが食を慎めば気血、つまり気色血色の開くことを得て、運も自然と開く。

まず三年、真剣に食を慎んで見るがよい。これでもし運が開かぬのであれば、天地の道理はもはや有るまい。神という神は世界から消え去り、鐘や太鼓も音を失っていることであろう。そしてこの南北めを、大ウソつきで天下の賊だということにして、いくらでも好きに罵《ののし》るがよい」（修身録第三巻・二十二）

例によってこの荒っぽさですが、しかしこれがいかにも南北流の、幸福への招待にほかならないのです。

さてこの開運招福の式ですが、じつになんにでも応用が利きます。

厄難は福寿に通ず

たとえばこの南北の式を用いて、厄《やく》の難儀を越えるためには、どうすればよいのか。

「人は生まれて三年は厄である。また老の入り口である四十一より三年もまた厄なのだ。この定まらざる三年を経てこそ身体というものが定まる。しかしこの老いの入り口の三年をまちがうとその厄の上にも、さらに難というものが降りかかる。しかしこれを祓《はら》うには式がある。厄に入るその三年前から、念ずる所の神仏に祈るのだ」

「ではその祈りの式とは何か。あなたの日々三度の膳において、食事の度にすべからく半膳を減らすがよい。そしてその半膳を神仏に捧げて祈る。厄が来るに先んじてその難を滅ぼすのだ」
「しかし神仏のために別に膳をこしらえてはならぬ。ただただあなたの食べるはずの膳ばかりを減らし、心中にこの半膳を献じ奉る、と念ずればよい」
「このようにして厄に至るまでの三年を経れば、厄に降りかかる難から逃れる事、いささかも疑いあるべからずだ。さらには短命の者も長命となり、またその貧窮さえも富裕に変えてしまうことだろう」（修身録第一巻・四十九）
もとより南北は、厄や難というものを特別な見方でとらえていました。これはこの新書の序章でもすでに紹介したとおり「もし一年先に大難が見えるといった者であってさえ、その時より食を厳重に慎むことをすれば、かならずその難を逃れるばかりか、むしろその年に至って思わぬ吉を得る者も多い」ということなのです。（修身録第一巻・自序）
しかし、このまったく反転の発想と言える法式も、すでには第一章の第一話で示した、分限に基づく「食の公理」、つまり少食による開運の法式と等質のものです。

ここまで述べてきましたように、南北はまず個人の福を強くうながします。しかしわたしは、この式こそさらにもっと大きく応用が利くはずだと思うのです。

自分一身、家族家業の福だけではもったいないではありませんか。この式で、ひとの幸《さち》を願ってもいいではないですか。しかしくりかえしますが、なんにせよ腹八分です。ただただ腹八分です。

『修身録』の二百年

『修身録』はまことにおせっかいな書物で、人の幸福に尽くそうとこころを砕きます。そのためにはかなりの脅《おど》しもある。怖い地獄の絵解きを見せて、食をまちがえるとどこへ行くのか、その行く道を選ばせようとすらする。

南北が没後に、悪を許さぬ、憤怒《ふんぬ》の相をした不動明王として祀られたのも、当然であると言えば当然でありました。しかしそのお顔は、憤怒の内にも慈しみを湛《たた》えたものであること、けっして忘れず記しておかねばなりませんが。

さて、その幸福の追求についてです。そのために南北は厳しい行を求めるでなし、いくら食を減ぜよとは命じても、普通の人に断食は勧めません。

では何を食べよと言うのかといえば、じつはこれがあまりはっきりとしない。その理由はと言えば、第一章のはじめに記したように、人にはそれぞれ、天与の分限というものが具わっているからなのです。けれども、じつはこれは利点のひとつです。『修身録』には古典の許しがあると言っていい。

もし南北が細かいレシピを『修身録』に残していて、現代の人が、幸福追求のためにはそれに従わねばならぬと、きびしい覚悟をしたらどうなるでしょうか。すぐにも生活が壊れてしまう。

『修身録』には、まず概念があって、混乱を招くような細目がない。きっとこれが二百年後の現代にあっても『修身録』が現役たり得る、大きな理由なのでしょう。

しかしこれは南北からわれわれに課せられた負託でもある。つまり南北が示した食の慎みの概念というものから出発するとしても、各自はそれをその身に合わせ、その立場に応じて考え続けねばならない。その自由度はじつに高いが、かならず工夫して考え抜かねばならないということなのです。

南北はこう言っています。「心ある人に告げたい。一日でもよい。ただただ飲食を慎み給うことを切に願う」。しかしこの一日というのは、ただ一日ばかりというものではなくて、その一日をどうにかして日日《にちにち》に、ということなのでしょう。（修身録第一巻・自序）

そして続けて「愚蒙《ぐもう》の小生のことだ、物の見方は偏りに満ちていることであろう。それはそうではあろうけれども、乞い願わくはどうかこの書を三度読んでいただきたい。そのあとはご覧の方々の見識にお任せしよう。笑いものにして途中で投げることばかりは、どうかなさって下さるな。ただただ三度読んでいただくことを願う」。

『修身録』からおくれること二百年、恐縮ながらわたしのこの新書も、どうか三度お読みいただいて、ぜひとも南北の思想の中に歩み入っていただければと申し上げ、ここに本欄の筆をおかせていただきたいと存じます。

執筆のあとで

この新書『江戸の少食思想に学ぶ』をお手に取っていただきましたこと、まことにありがとうございました。至らぬところも多々でしたが、少食の不思議、水野南北という男の面白さ、現代とはひと味ちがう江戸時代の自由さ闊達《かったつ》さ、こういったものを少しでも感じていただけましたらと念ずるばかりです。

さて残るページですが、『修身録』のすこし外側のお話を、ふたつさせていただきたいと存じます。

ひとつは勝海舟《かつかいしゅう》の親父殿、旗本勝小吉《かつこきち》のことです。この小吉さんは『修身録』が世に出た時、十歳とすこし。もうそのころには立派な乱暴者で、人の物を人の物とも思わず、家出をしてさらに江戸をも抜け出し、ひとり東海道の乞食旅をしていたりもします。

生れ在所に戻ると、剣術の稽古などしますが、再び出奔《しゅっぽん》したり、また戻ってはケンカをふっかけ、負けた奴も従えて、隅田の東、本所《ほんじょ》の顔役におさまります。ともかく強い。その剣術の腕も、道場破りなどして負けがなかったというくらいで、小吉を知る若い侍たちは、その髪、衣服、大小の拵《こしら》えまで真似たそうですよ。いい男だったんでしょう。もめ事があれば出てゆく。ものを頼まれれば口利きをしたり談判をしたりして金品を得たり得なかったり。しかし散財が止まらず、時代劇の旗本でもこんな奴いるかね、といった態《てい》です。もしかすると、無頼のころの南北にいくぶん似ているのかもしれませんね。

三十七で隠居させられて夢酔《むすい》を名乗り、書なども読むようになり、無手勝流にみずからの八方破れな半生を書き綴《つづ》ったものが『夢酔独言《どくげん》』として今に伝わっています。

以前から、読んでおきたい、読んでおかねばと気にかかっていたこの書ですが、つい先日のこと、ふと思い立って読み出しますと、やはり無類に面白い。が、それ以上に、ん、と思いました。筆のはじめの方のその問題の個所を抜き書きしてみるとこんな具合です。

……男子は五体をつよくして、そじきをして、武藝骨をおり、一藝は諸人にぬきん出、ていをたくましくして、旦那の為には極忠をつくし、親の為には孝道を専らにして、妻子にはじあいし、下人には仁慈をかけて使ゐ、勤《つとめ》をば固くして、友達には信義をもつて交り、専らにけんやくしておごらず、そふくし、益友には厚くしたゐて道を聞き、師匠をとるなら、業はすこし次にても、道に明らかにして倹ぼくの仁をゑらみて入門すべし。

……遊藝には寄る事なかれ。年寄《としより》は心して少しはすべし。過ればおのれのよふになる。庭へは諸木を植ゑず、畑をこしらい、農事をもすべし。百姓の情を知る。世間の人情に通達して、心におさめて外へ出さず守るべし。

……万事に厚く心を用ひする時は、天理にかなゐて、おのれが子孫に幸あらん。

いかがでしょう。当の本人は、高値のものを着て、美味いものは存分に喰い、歳をとっても吉原に遊んで、その挙句《あげく》に「男たるものは決而《けつして》おれが真似およばしなゐがいい」と訓戒を垂れるのですから、いったいどの口で言う、とはこのことですが、おや、これはもしかして『修身録』の「麁食《そじき》」「倹約」「庭へは諸木を植ゑず」なんじゃないのか、と思わずにはいられない。

ではいったいどこに接点が、と読み進めば、それはたしかにありました。

或時《あるとき》、橋本庄右衛門へ妙見へ参詣の帰り懸《がけ》にいつたら、殿村南平といふ男が来ていたから近付《ちかづき》になつたが、其《その》男がいふには「おまへ様は天府の神を御信心と見へまするが左やうで御座《ござ》舛《います》か」とていふから、「年来妙見宮を拝す」といつたら、「左様で御座舛《ございます》。御人相の天帝にあらわれております」といいおる……

……夫《それ》から真言の事をいろいろ教《おしへ》て、「先づ稲荷を拝め」とて其《その》法をも教《おしへ》た。病人の加持の法、又《また》は摩利支天の鑑通の法、修行の術、種々二ヶ月斗《ばか》りに不残《のこらず》教《おしへ》て呉《くれ》た。

小吉は悪党旗本でしたが、多くの剣術使いがそうであったように、妙見《みょうけん》さんへの信心が篤《あつ》かった。そのお詣りの帰りに男に会い、初見で相を見定められる。またこの男は、南北の師の海常にも似て、真言の加持祈祷《かじきとう》に通じていた。すぐに小吉はこの男の弟子になって二ヶ月の間その伝授を受ける。この殿村南平が南北の門人であったとはわたしはまったく考えませんが、かかる業を為していて、水野南北の何人《なんぴと》たるかを、知らぬわけがない。

それから数年後、小吉はその本所の妙見さんに願をかけて、こんな行をします。


おれは次第にびんぼうになるし、仕方がなゐから、妙見宮へむりな願をかけて、今一度困窮の直るよふにと百日の行をはじめたが、一日三度づつ水行をして、食をすくなくして祈つたが、八、九十日たつと下谷の友達が寄つて……


これなど、さきほど最終話「南北招福の法式」の仕組みと、ほとんど同じ。

耳学問にせよ、また南北の名は知らぬにせよ、小吉は『修身録』の勘所《かんどころ》を知っていた。そうわたしは見ます。学者としてはまず認められることのない観相師が書いた書物ですから、表立って論ずる人はなかっただろうが、江戸の街にも南北の説はやはり染みていた。

しかし江戸時代の歴史というか、いや、この日本のいまそのものにも、まだまだいろんなものが潜んでいて、その思想世界の涯は、見えているようで、はるかに遠い。

さて、もうひとつは、わたしの生まれ育った昭和戦後のお話です。

さっそくですが、北杜夫《きたもりお》さんの『どくとるマンボウ昆虫記』の「さまざまな甲虫」からその一ページほどを紹介しましょう。


ところでコメツキムシという名は、その頭をピチピチ上下させるさまが米を搗《つ》くのに似ているから起ったのであろう。しかし昔から米を搗くことはあったけれど、それはむしろ特殊なことであった。江戸時代の初期にも、白米を食べるのは上流階級に限られていた。それが米といえば白米を意味するようになって、わが国は脚気《かっけ》の名産地となった。

しかし戦争によって、七分搗き、胚芽米《はいがまい》などという懐しい名称がおこり、ついには玄米のビックリ炊《た》き法などという講習会まで開かれるようになった。現在でも玄米論者は沢山いる。その説くところによると、玄米を食べるようになってからみるみる身体が肥える。疲れを知らなくなる。コメツキムシのごとくとびあがりたくなるという。

確かに玄米のほうが栄養に富んでいるのだが、それもそれを充分に噛める歯、充分にこなし吸収し得る胃腸をもっての話である。玄米食にしてから下痢ばかりして痩せ細ってしまう人だっているのだ。

野菜食、ハウザー食、カスミを食べる法、或いはなんにも食べない法、すべてその個人に適合している場合である。自分にあう主義を他人に押しつけることは往々にして危険を伴う。

かつてアメリカの実業家ホーレス・フレッチャーという人が、病弱で医者からも見離され、最後の手段としてすべての食物を数百回咀嚼《そしやく》してから嚥下《えんか》する方法をとった。彼は死ななかったばかりか、身体強健の見本のような体躯となり、フレッチャリズム（咀嚼運動）の元祖となった。私もこの方法を実行してみたいが、その前に三十個ばかりの義歯を注文しておこうと思う。

そこにゆくとピタゴラスなどは、量をひかえ肉食をせず刺戟物《しげきぶつ》をとらなかった。肉食はともかくとして、ゴモットモとでもいうより仕方がない。

実際と空想。知識とフモール。遠近《おちこち》の過去と今。有益と冗談。そのそれぞれの程がよくて、なんてすてきな文章なんだろうとあらためて思いますねえ。著作年表を頼りに調べてみると『週刊公論』にこの個所が載ったのは一九六一年の六月十九日号のことです。

当時痩身は、結核か胃弱を連想させてあまり好まれませんでした。しかしこの食養生のあらまし一巡りを読んで、とくにフレッチャリズムの記載に救われた人も決して少なくなかったのではと思いますし、それはいまだってそうでしょう。咀嚼は粗食少食に通ず。

さすがに益軒、南北までは登場しませんが、知識だけで書けるといった文章ではない。

この個所を含め、連載が単行本『どくとるマンボウ昆虫記』にまとめられたのは早くもこの年の内のこと。これも北さんの人気のあらわれですね。いまわたしが書き写したのは後年の角川文庫本から。こちらは一九六七年が初版初刷。なつかしい一冊です。

この文庫を読んだのは一九六九年前後のことでした。繰り返し読んでおりましたから、コメツキムシの一節も頭のどこかにあってずっと忘れず、それから二十数年ののち、はじめて『修身録』に接した際、この昆虫記の中にいたフレッチャーさんは、くっきりとした姿を持って、再度わたしの前に現れます。

両者が符合したのです。観相家水野南北をまったく知らなかったというわけではない。

けれども『修身録』を読んでその思想をすぐにも受けとめられたのは、フレッチャーさんと引き合わせておいて下さった、北杜夫さんのおかげでした。

わたしの少食思想の出発点は、やはりここに在ったと思います。巻末ながら、はるかな北杜夫さんに、このわたしの感謝の気持ちを捧げます。

そしてこの小学館新書の刊行までを担当いただいた関哲雄さんに御礼を申し上げなくてはなりません。そのはじまりは、令和四年の八月のことでした。今日に至るまで、わたしが稿を作る事およそ三度でしたし、また難題の荒れ球を、かならず捕って下さったこと、感謝の次第です。刊行の後も小著によって、すこしでも多くの方々に水野南北の少食思想が届くことを、ご一緒に願いたいと存じます。

またこのあとに「関係書誌」を綴りますが、恩ある著書著作は多く、中には論難するものもあるにせよ、これもまたわたしの謝辞としてお読みいただければと存じます。

あらためまして、みなさまには感謝申し上げつつ

令和五年の霜月　上京にて　筆者しるす

関係書誌（本文に既出のものはおおむね省略する）

水野南北の書誌については、筆者前著『江戸時代の小食主義』（花伝社・二〇一八）に精《くわ》しい。ただこの前著は改訂を期して二〇二一年に絶版としたため、現在古書のみの流通である。可能であればその二刷以降の参照を願う。以下はその補足を兼ねる。

現在『修身録』と呼び得る書物には二系統がある。これを題簽《だいせん》によって説明すると、一方は全一巻本の『南北相法極意抜翠』（版心書名同じ）、そして他方は全四巻本の『相法脩身録』（版心書名・南北相法極意）である。

この双方をつくるために、（現存はしないだろうが）草稿として全三巻の『修身録』が存在したことは確実である。この各巻を大まかに説明すると、第一巻が南北の少食の箴言。第二巻が南北が客人門人と行った問答の記録。第三巻が南北による教学的思想の表明であった。

ではまず全一巻本の『修身録』だが、これは草稿の第一巻と第二巻を収録し、第三巻の結語を加えたものである。この初出が『南北相法極意抜翠』である。この「抜翠」つまり抜粋の意味するとおり、後の全四巻本を完本とする意図は、南北とその周囲にはあらかじめあった。

ちなみに本書所載の肖像はこの全一巻本より採った。ところがこの肖像が載る「三十五丁」と題簽の板木は、権利確保のために「留板」となされていたらしく、しかしそれがなにかのことで失われたようなのである。これがその後の全一巻本の刊行に際して、混乱をもたらした。題も一定せず『南北相法脩身録』『南北相法極意抜萃』『南北相法極意』などとなる。だが本文の精度は後の全四巻本より高く、この新書では全一巻本を主に用いることとした。

表題「脩身録」の「脩」は「修」に置換するのを通例とし、本文を扱うに際しても「麁食」（ソジキ・ソショク）は、訳においては「粗食」、また「小食」（コショク・ショウショク）は「少食」とした。振り文字に関しては、江戸の版本であっても、単にその読みを示す場合がほとんどではあるが、まれにわざと別の読み方を示したり、その意味を附加する場面もある。この新書では、その読みに必要な部分をのみ残し、副次的な読みは改めるよう工夫をした。

次いで全四巻本である。これは草稿全三巻が増補されたものである。こちらには改訂改題などはなされなかった。南北没後の天保十二年に「補刻」と記されたものも刊行されているが、これは書肆最大手の須原屋茂兵衛が販売にあらたに加わった際に、元の刊記に追丁がなされ、そこに、不手際または故意に彫られたものであり、「補刻」の事実は確認できない。

この成り立ちを見てもわかるように、双方の内容にはほとんど乖離がない。ただ全四巻本の方が、記述に念の入った個所が多く、この新書では、これを説明の補足のために用いている。

ところで南北の著作として『南北堂劄記《なんぼくどうさっき》』を挙げる者がある。しかしこの書は、神坂次郎の小説『だまってすわれば　観相師・水野南北一代』（一九八八・新潮社・雑誌連載は前年）のマクラに「みずからの数奇な半生を述懐した回想録《メモワール》『南北堂劄記』によると」とあるばかりのものであって、本文また著者の「あとがき」を読めば、この「回想録」もまたフィクションであることは容易に判るものだ。書名は大塩平八郎の『洗心洞劄記《せんしんどうさっき》』から想を得たのであろう。ただこの小説で神坂が、南北と紀州のつながりを説いたことは注目すべきで、筆者は神坂より踏み込んで、南北に対しては、紀州藩上位の者による支援もまたあったのだろうと考えている。

　またこのたび、著述者愛知県平民水野南北『養生修身録』（出版人水野信三・一八七八）を発見した。これは水谷一道の『安心弁疑論要決』の模本であり、この愛知県平民もホンモノではなく、そのために、水野南北の誤伝である名古屋在住説が生ずるに至ったのであろう。

　南北の根拠のない訛伝、「床屋三年・湯屋三年・火屋三年」の修業説については、若松敬治『水野南北相法秘遺　観相読本』（回陽堂・一九三四）がその元と想像されることを、再度ここに記しておく。『南北相法』を読めば判るが、そのような場所での長期研究に益はない。

　また英訳版『修身録』Food Governs Your Destiny,Japan Publications,1991 を紹介しよう。副題は The Teachings of Namboku Mizuno である。翻訳は Michio and Aveline Kushi および Alex Jack。その解説と伝記も善本に従っているとは言えないものだが、補注と索引にはつくづく頭が下がる。当の日本語での出版にこれがないことは、まったくの遺憾である。

　井上正鐵については、荻原稔の篤実周到な研究『井上正鐵門中・禊教の成立と展開　慎食・

調息・信心の教え』（思想の科学社・二〇一八）が加えられたことに、こころより感謝する。

『養生訓』は初刷の正徳本の影印を基に訳出。諸版あって読むに不自由しないが、松田道雄訳『養生訓』（中公文庫・一九七七）の松田の解説は、医師はもっぱら大学が養成し、国民はすべて医療保険に入る日本を考察した「もうひとつの養生訓」として、この現代にこそ読むべきである。また貝原守一校注『貝原益軒養生訓』（惇信堂・一九四三）も永く記憶すべき書だ。

占術に関しては佐藤六龍の著作がある。『人相の正しい見方』（金園社・一九五七）は、その説明の設定は古いながらも、南北相法の入門書としては最良である。『占いを愛した人たち』『続　占いを愛した人たち』（二〇一四・二〇一八・香草社）は、その世界の内実に詳しい。

『夢酔独言』の草稿には句読点などがなく、勝部真長編『夢酔独言他』（平凡社・一九六九）『日本の名著　勝海舟』（中央公論社・一九七八）、また稲垣正幸・山口豊編『夢酔独言総索引』（武蔵野書院・一九九二）の三冊を勘案してテキストを定めた。かなづかいは変えていない。

山手樹一郎の「からす堂」シリーズは、長年書き継がれたため版が複雑だが、『山手樹一郎長編時代小説全集』所収『江戸名物からす堂（一〜四）』（春陽堂書店・一九七八）がよくまとまっており入手も比較的容易。井口朝生編『山手樹一郎随筆集　あのことこのこと』（光風社出版・一九九〇）には、作家による江戸風俗についての、有益な研究ノートが含まれている。

北杜夫の著作年表は『北杜夫全集　一五』（一九七七・新潮社）の巻末にある斎藤国夫によ

るものを拝見した。また北杜夫が『どくとるマンボウ昆虫記』で紹介していたフレッチャーについて、現在に至るも研究は少なく、まったくもって、もったいないことと思う。

江戸時代の風俗、食文化および出版に関する良書は数え切れず、今後も研究が続くだろう。

以下、参考にさせていただいたものから一部を示す。各位にはあらためて御礼申し上げます。

・松平定信『宇下人言・修行録』岩波文庫・一九四二（ちなみに定信は安永年間に「修身録」という名の書きものをしたことを『宇下人言』の中に記しているが、これは公刊とは無縁の手稿であり、それ以後にかかる水野南北の「脩身録」の書名成立にも、その影響はない）

・玉城司訳注『一茶句集』角川ソフィア文庫・二〇一三

・花咲一男『江戸行商百姿』三樹書房・二〇〇三

・八百善十代目　栗山善四郎『江戸料理大全　将軍も愛した当代一の老舗料亭３００年受け継がれる八百善の献立、調理技術から歴史まで』誠文堂新光社・二〇一七

・『全集　日本の食文化７日本料理の発展』雄山閣出版・一九九八

・西原柳雨『川柳から見た上野と浅草』二版・光文館・一九三四

・『日本思想大系　石門心学』岩波書店・一九七一

・森銑三『近世人物叢談』大道書房・一九四三

以上　若井《わかい》朝彦《ともひこ》

若井朝彦［わかい・ともひこ］

1960年、京都市生まれ。上京に住む。考証と執筆に関しては、慶長以降の上方文化を主とし、水野南北の『修身録』とその思想を研究すること四半世紀をこえる。書誌学・装幀造本については、壽岳文章博士に私淑し出版を実践、後に藪田夏秋からも博士の思考や方法の教えを受けた。著述は『江戸時代の小食主義』（2018・花伝社）また青木博彦の名義によって『大文字《だいもんじ》古記録の研究』（2014・百科書林）など。俳号は散卜・立立。40年にわたって、宮原一男創始の新日本延命学を学び、これを普段の暮らしの中に活かしている。

編集：関 哲雄

江戸の少食思想に学ぶ
水野南北『修身録』解題

二〇二四年 二月六日 初版第一刷発行

著者 若井朝彦
発行人 三井直也
発行所 株式会社小学館
〒一〇一−八〇〇一 東京都千代田区一ツ橋二ノ三ノ一
電話 編集：〇三−三二三〇−五九五一
販売：〇三−五二八一−三五五五

印刷・製本 中央精版印刷株式会社

Printed in Japan ISBN978-4-09-825449-1

小学館新書
好評既刊ラインナップ